四川省社科联科研课题

重庆金阳集团热情支持

巴蜀名医遗珍系列丛书

主编　马烈光

冉品珍内科临证辨治录

冉品珍　著

杨雪康　整理

中国中医药出版社

·北京·

U0308787

图书在版编目（CIP）数据

冉品珍内科临证辨治录 / 冉品珍著；杨雪康整理 . —北京：
中国中医药出版社，2016.10 （2020.4重印）
（巴蜀名医遗珍系列丛书）
ISBN 978 – 7 – 5132 – 3637 – 9

Ⅰ . ①冉⋯　Ⅱ . ①冉⋯　②杨⋯　Ⅲ . ①中医内科—
辨证论治　Ⅳ . ① R25

中国版本图书馆 CIP 数据核字（2016）第 222831 号

中国中医药出版社出版

北京经济技术开发区科创十三街 31 号院二区 8 号楼
邮政编码　100176
传真　010 64405750
廊坊市祥丰印刷有限公司印刷
各地新华书店经销

开本 880×1230　1/32　印张 8　字数 190 千字
2016 年 10 月第 1 版　2020 年 4 月第 3 次印刷
书号　ISBN 978 – 7 – 5132 – 3637 – 9

定价　49.00 元
网址　www.cptcm.com

如有印装质量问题请与本社出版部调换（010 64405510）
版权专有　侵权必究

社长热线　010 64405720
购书热线　010 64065415　010 64065413
微信服务号　zgzyycbs

书店网址　csln.net/qksd/
官方微博　http：//e.weibo.com/cptcm
淘宝天猫网址　http：//zgzyycbs.tmall.com

出版者言

　　《名医遗珍系列》旨在搜集、整理我国近现代著名中医生前遗留的著述、文稿、讲义、医案、医话等等。这些文献资料，有的早年曾经出版、发表过，但如今已难觅其踪；有的仅存稿本、抄本，从未正式刊印、出版；有的则是家传私藏，未曾面世、公开过，可以说都非常稀有、珍贵。从内容看，有研习经典医籍的心悟、发微，有个人学术思想的总结、阐述，有临证经验的记录、提炼，有遣方用药的心得、体会，篇幅都不是很大，但内容丰富多彩，各具特色，有较高的学术和实用价值，足资今人借鉴与传承。

　　寻找、搜集这些珍贵文献资料是一个艰难、漫长而又快乐的过程。每当我们经过种种曲折得到想要的资料时，都如获至宝，兴奋不已，尤其感动于这些资料拥有者的无私帮助和大力支持。他们大都是名医之后或其门生弟子，不仅和盘托出，而且主动提供相关素材、背景资料，很多人还亲自参与整理、修订。他们的无私品质和高度责任感，也激励、鞭策我们不畏艰难，更加努力。

有道是"巴蜀自古出名医"。巴蜀大地，山川俊秀，物产丰富独特，文化灿烂悠久，不仅群贤毕集，而且名医大家辈出，代有传人，医书诊籍充栋，分量十足，不愧为"中医之乡，中药之库"。因此，我们特别推出《巴蜀名医遗珍系列丛书》，精心汇集了陈达夫、吴棹仙、李斯炽、熊寥笙等16位现代已故巴蜀名医的珍贵遗著、文稿，以展现巴蜀中医的别样风采。尤其值得一提的是，此次由巴蜀名中医马烈光教授亲任主编，年逾九旬的中医泰斗李克光教授担纲主审，确保了这套丛书的高品质和高水平。另外，还有相当部分的巴蜀名医资料正在搜集整理中，会在近期集中出版。

今后，我们还将陆续推出类似的专辑。真诚希望同道和读者朋友提出意见，提供线索，共同把这套书做成无愧于时代的精品、珍品。

中国中医药出版社

2016 年 8 月 4 日

前言

自古以来，以重庆为中心所辖地区称为"巴"，以成都为中心的四川地区称为"蜀"，合称"巴蜀"或"西蜀"。隋代卢思道曾云："西蜀称天府，由来擅沃饶。"巴蜀大地，不仅山川雄险幽秀，江河蜿蜒回绕，物产丰富独特，而且文化灿烂悠久，民风淳朴安适，贤才汇聚如云。现代文学家郭沫若曾谓："文宗自古出西蜀。""天府"巴蜀，不仅孕育出了大批横贯古今、闪耀历史星空的大文豪，如汉之司马相如、扬雄，宋之"三苏"等，也让"一生好入名山游"的李白、杜甫等恋栈不舍。

更令人惊叹者，巴山蜀水，不仅群贤毕集，复名医辈出，代有传人。早在《山海经》中已有"神医"巫彭、巫咸，其后，汉之涪翁、郭玉，唐之昝殷、杜光庭，宋之唐慎微、史崧，清之唐宗海、张骥、曾懿等，举不胜举。尤其在近现代，名噪一时的中医学家，如沈绍九、郑钦安、萧龙友、蒲辅周、冉雪峰、熊寥笙、李重人、任应秋、杜自明、李斯炽、吴棹仙等，均出自川渝巴蜀。如此众多出类拔萃的中医前辈名宿，其医德、医术、医学著述、临床经验、学术思想及治学方法，都是生长、开放在巴蜀这块大地上的瑰丽奇葩，为我国中医药事业的发展增添了光辉篇章，是一份十分值得珍惜、借鉴和弘扬的、独具特色的宝贵民族文化遗产和精神财富。

"自古巴蜀出名医"，何也？

首先，巴蜀"君王众庶"历来重视国学。巴蜀地区历史文化厚重，广汉三星堆、成都金沙遗址等，不断有考古学新发现揭示着本地文化的悠久。西汉之文翁教化为巴蜀带来了中原的儒道文化，使巴蜀文化渐渐融入了中华文化之中。而汉之司马相如、扬雄之文风，又深深体现着巴蜀文化的独特性。巴蜀人看重国学，文风颇盛，即使在清末民国之初，传统文化横遭蹂躏时，巴蜀仍能以"国学"之名将其保留。另外，蜀人喜爱易学，宋朝理学家程颐就说"易学在蜀"，体现出易学是巴蜀文化的重要特征。"医易同源"，易学在巴蜀的盛行，使巴蜀中医尤易畅晓医理并发挥之。就这样，巴蜀深厚的文化底蕴为生于斯、长于斯的巴蜀中医营造了一块沃土，提供了丰厚的精神濡养。

其次，巴蜀地区中医药资源得天独厚。四川素有"中药之库"的美称。仅药用植物就有 5000 余种，中药材蕴藏量、道地药材种类、重点药材数量等，均居全国第一位。"工欲善其事，必先利其器"，有了丰富的中药材资源，巴蜀中医就有了充足的"利器"，药物信手拈来，临床疗效卓著，医名自然远扬。

最后，巴蜀名山大川众多，风光旖旎，道学兴盛，道教流派颇多，"仙气"氤氲。鲁迅先生曾谓"中国文化的根柢全在道教"，道学、道教与中华文化的形成有着密切的关系，与中医学更具"血肉联系"。于道而言，史有"十道九医"之说；于中医而言，中医"至道"中有很大部分内容直接源于道，不少名医精通道学，或身为道教中人，典型者如晋代葛洪及唐代孙思邈。巴蜀地区，道缘尤深。且不说汉成帝时，成都严君平著《老子注》和《道德真经指归》，使道家学说系统化，对道学发展影响深远。仅就道教名山而言，"蜀国多仙山"，如四川大邑县鹤鸣山为"道教祖庭"，东汉张道陵于此倡"正一盟威之道"，标志着道教的形成；青城山为道教"第五洞天"，至今前山数十座道教宫观完好保留；

峨眉山为道教"第七洞天"，今仍保留有诸多道教建筑。四川这种极为浓厚的道学氛围，洵为名医成长之深厚底蕴。

自古巴蜀出名医，后人本应承继其学，发扬光大。然而，即使距今尚近的现代巴蜀名医，其学术经验的发掘整理现状堪忧。有的名医经验濒于失传；有的以前虽然发表、出版过，但如今难觅其踪；间或有一些得以整理问世，也多由名医门人弟子完成，呈散在性，难保其全面、系统、完善。如现代已故巴蜀名医中，成都李斯炽、重庆熊寥笙、达县龚益斋、大邑叶心清、内江黄济川、三台宋鹭冰等，这些医家，虽有个人专著行世，但一直缺乏一套丛书将其学验进行系统汇总与整理。

此外，现有的名医经验整理专著，多将其学术思想和临床经验分册出版，较少赅于一书，全面反映名医的学术特点。而有些名医在生前喜手录医悟、医论与医方、医案，因未得出版，遂留赠门人弟子，几经辗转，终濒临失传。如20多年前去世的名医彭宪彰，虽有《叶氏医案存真疏注》一书于1984年出版，但此书仅为几万字的注解性专著，只反映了彭老在温病学方面的学术成就。而他利用业余时间，手录的大量临床验案，至今未得到全面发掘整理，近于湮没无闻，遑论出版面世。痛夫！这些乃巴蜀杏林的巨大损失！

吾从小跟名师学中医，于20世纪60年代末参加医疗卫生工作，70年代在成都中医学院毕业留校从事医、教、研工作至今。在此期间，与许多现代巴蜀名医熟识，常受其耳提面命和谆谆教诲。几十年来，深感老前辈们理用俱佳，心法独到，临床卓有良效，遗留资料内容丰富多彩，具有颇高的学术和应用价值，若不善加搜集整理，汇总出版，则有绝薪之危。有鉴于此，我们早冀系统搜集整理出版一套现代已故巴蜀名医丛书，这也是巴蜀乃至全国中医界盼望已久的大事。适逢中国中医药出版社亦有此意愿，不谋而合，颇为相惜。此套丛书的出版幸蒙年逾九旬的巴蜀中医泰斗李克光教授垂青、担纲主审，并得到了国家中医药管理局、四川省中医药管理局、重庆市中医药管理局、四川省中医药科学院、成都中医药大学等的政策支撑，以及重庆金阳等企业的资金支持。尚得到不少名医之后或其门生弟子主动提供文献资料和相关素材之鼎力相助，更因成功申报为四川省社科课题而顺利完成了已故巴蜀现代名医存世资料的搜集、整理研究工作。对此，实感幸甚，诚拜致谢！

恰逢由科技部、国家中医药管理局等 15 个部委主办的"第五届中医药现代化国际科技大会"在成都隆重召开及成都中医药大学 60 年华诞之际，双喜临门，盛事"重庆"，愿以是书为贺，昭显巴蜀中医名家近年来的成果，尤可贻飨同道，不亦快哉！

丛书付梓之际，抚稿窃思，前辈心法得传，于弘扬国医，不无小益，理当欣喜；然仍多名医无继，徒呼奈何！若是丛书克竟告慰先贤，启示后学之功，则多年伏案之苦，亦何如也！

纸牍有尽，余绪不绝，胪陈管见，谨作是叙！并拟小诗以纪之：

巴蜀医名千载扬，济赢获安久擅长；

川渝杏林高寿日，岐黄仁术更辉煌。

丛书主编 马烈光

2016 年 8 月于成都中医药大学

内容提要

冉品珍（1913—1987），四川省遂宁市人。师从遂宁名医徐立三先生，1956年，调到成都中医学院（现成都中医药大学）任教，1982年晋升为教授。冉老在50多年的中医临床和教学实践中，严谨治学，对中医理法方药造诣颇深，临床擅长诊治内科杂病，尤以脾胃疾病见长，临证重视舌象，主张先治舌苔后治病；善用古方，处方药少量轻，往往收四两拨千斤之功。

本书为《巴蜀名医遗珍系列丛书》之一，是冉老50多年教学、临床经验的真实记录。全书以四大经典为理论基础，参以各家学说，选择了内科常见病、多发病60余种，以证型、病因分类，进行辨证论治；按寒热虚实、表里阴阳、脏腑经络遣方用药，并附急救小方、民间验方和行之有效的单方。内容紧贴临床，精炼实用。尤其是按语部分，都是冉老的经验之谈，非常珍贵。

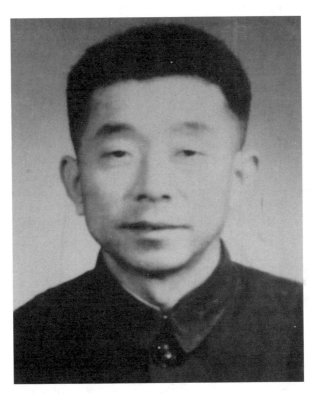

冉品珍（1913—1987）

目录

一、感冒

感，是感受六淫外邪之气；冒，是冒蔽人身卫外之阳，故称为感冒。

感冒的种类很多，有风寒、风热、风湿（此处不是西医所称的风湿，是指中医的风邪夹湿，类似现代医学的重感冒）、夹暑、风燥、中寒（类似现代医学的某些过敏性鼻炎）。此外，根据体质的不同还有气虚感冒等。

（一）风寒感冒

主症：恶风寒或发热，头痛身疼，无汗，鼻塞，流清涕，喷嚏，或咳，口不渴。苔薄白，脉浮紧。

治法：疏风散寒，轻证用杏苏散，重证用麻黄汤。

方药：

1. 杏苏散（《温病条辨》）

杏仁 10g　苏叶 10g　半夏 15g　陈皮 10g　前胡 10g　枳壳 10g　桔梗 10g　茯苓 15g　生姜 10g　大枣 4 枚　甘草 3g

加减法：临床一般去大枣，加菊花 15g。痰多者加瓜蒌 10g，贝母 6g。

2. 麻黄汤（《伤寒论》）

麻黄 6g　桂枝 10g　杏仁 10g　甘草 3g

（二）风热感冒

主症：发热，微恶风寒，微汗，鼻塞喷嚏，涕清，鼻息灼热（出气热），口微渴。薄白苔，舌边尖红，脉浮数。

治法：疏风清热，轻证用桑菊饮，重证用银翘散。

方药：

1. 桑菊饮（《温病条辨》）

桑叶 10g　菊花 15g　杏仁 10g　连翘 10g　薄荷 3g　桔梗 10g　芦根 15g　甘草 3g

2. 银翘散（《温病条辨》）

金银花 15g　连翘 10g　淡竹叶 10g　荆芥 10g　牛蒡子 10g　淡豆豉 15g　薄荷 3g　桔梗 10g　甘草 3g　芦根 15g

加减法：胸闷者，加藿香 10g，郁金 6g；口渴者，加天花粉 6g；咽痛者，加玄参 15g，马勃 10g；衄血者，加白茅根 30g，栀子 6g，侧柏叶 15g。

（三）风湿感冒

主症：头晕或重痛，恶寒发热，身体酸疼。偏表者，口中和；表里同病者，兼见脘腹满闷，食少，渴喜热饮，便溏，或身微肿。苔白厚，脉浮缓。

治法：疏风除湿，偏表证者，羌活胜湿汤；表里同病者，藿香正气散。

方药：

1. 羌活胜湿汤（《内外伤辨惑论》）

羌活 10g　独活 10g　川芎 10g　蔓荆子 10g　藁本 10g　防风 10g　甘草 3g

2. 藿香正气散（《太平惠民和剂局方》）

藿香 10g　大腹皮 10g　苏叶 10g　桔梗 10g　陈皮 10g　茯苓 15g　白术 10g　厚朴 15g　半夏曲 15g　白芷 10g　生姜 10g　大枣 4 枚　甘

草 3g

加减法：胸闷，苔厚食少者，以苍术易白术。

（四）感冒夹暑

主症：头痛身重，发热清涕，自汗口渴，便溏。舌苔黄白，右脉洪大而数，左脉反小于右。

治法：疏风消暑。

方药：新加香薷饮（《温病条辨》）。

金银花 15g　连翘 10g　香薷 6g　扁豆花 30g　厚朴 15g

加减法：胸闷食少者，加藿香 10g，神曲 15g；腹泻者，加黄连 6g，葛根 15g；尿黄赤者，加滑石 15g，茵陈 10g；苔厚者，加苍术 10g，山楂肉 15g，莱菔子 10g。

（五）外感秋燥

1. 外感凉燥　感冒风寒，寒风化燥。

主症：头微痛，恶寒无汗，咳嗽痰稀。苔白，脉浮缓。

治法：疏风散寒，利肺润燥。

方药：杏苏散，方见"风寒感冒"。

2. 外感温燥　外感风热，风热化燥。

主症：头痛身热，鼻干塞，口干，喉干痛，干咳无痰。舌红，苔薄白而燥，脉浮数。

治法：疏风清热，宣肺润燥。

方药：桑菊饮，方见"风热感冒"。

（六）中寒

素体阳虚之人，寒邪从口鼻直中少阴，谓中寒。

主症：头晕鼻塞，清涕，喷嚏，呵欠。舌白，脉沉细缓。

治法：温阳散寒，轻证用桂枝二陈汤，重证用真武汤。

方药：

1. 桂枝二陈汤

桂枝 10g　半夏 15g　陈皮 10g　茯苓 15g　甘草 3g

2. 真武汤（《伤寒论》）

附片 15g（先煎半小时）　白芍 10g　白术 10g　茯苓 15g　生姜 10g

加减法：苔白厚者，以苍术易白术；咳嗽者，加杏仁 10g，半夏 15g；身痛者，加薏苡仁 15g，独活 10g；腹痛者，加吴茱萸 1g，肉桂 6g；恶寒者，加细辛 3g，桂枝 10g。

（七）虚人感冒

虚人感冒是指平素体虚，不耐寒暑之人的感冒。

主症：与风寒感冒相同。

治法：益气解表，扶正祛邪。

方药：参苏饮（《太平惠民和剂局方》）。

人参 10g　苏叶 10g　半夏 15g　茯苓 15g　陈皮 10g　前胡 10g　枳壳 10g　葛根 15g　木香 6g　桔梗 10g　甘草 3g　生姜 10g　大枣 4 枚

辅助疗法：

1. 生姜、葱白、红糖适量，煎水服。

2. 藿香、紫苏、红糖适量，煎水服。

3. 茅草根（即白茅根）、枇杷叶适量，煎水服。

巴蜀名医遗珍系列丛书

4. 荆芥、肺筋草适量，煎水服。

5. 桑叶、菊花适量，泡水服。

〔**按**〕

1. 感冒虽是小病，也应注意护理，若护理不当，或不忌荤腥，如蛋类、肉类，或不节饮食等，都可以使病情转变或加重，甚至恶化。除上述外，应特别注意：既属外感病，本应从汗以解外，但不宜强汗过多，致令表虚，转化为其他疾病。服药后汗出当中应忌风寒，令其汗自收，再换衣服。如换衣过早，汗出未尽，或汗出衣湿，久不换衣，衣裹冷湿，纵药适当，仍使感冒反复发作，迁延难愈。

2. 感冒病久不解，可以引起鼻渊或脑热疾患，鼻渊和脑热与感冒的鉴别点：伤风感冒属肺，故喷嚏、清涕；鼻渊属脑，故不喷嚏，属热，故涕浊；鼻渊病久或有秽气，则热深引起脑热，故脑衄、鼻血。

二、咳嗽

咳嗽是个症状，不是病名。咳嗽分三种情况：有咳无痰叫咳，有痰无咳叫嗽，既有痰又有咳叫咳嗽。咳嗽不完全是肺病，五脏六腑皆令人咳，但不离于肺。其病机：胃浊脾湿是嗽痰之本，肺失清肃是咳之源。痰之本湿也，源于脾；痰之本水也，源于肾。究其病因，外感六淫，内伤七情都可以引起咳嗽。

咳嗽不是独立的病名，所以其症状均表现在各个疾病当中，具体治法和方药，将各种病证治愈后，咳嗽自解。如舌苔厚者，但治其苔，苔退咳自愈。兹就咳嗽一般多发、暴发或久咳不止概括数型，如风寒咳嗽、风热咳嗽、燥热咳嗽。此三型属外感咳嗽，均见"感冒"。其余的内伤咳嗽分述如下：

（一）痰饮咳嗽（广义）

体内水液代谢失常，阳盛阴虚则水气凝而为痰；阴盛阳虚则水气溢而为饮。稠浊曰痰，清稀曰饮。即是水之既聚为饮，饮之未聚为水，泛称痰饮，即后世所谓广义痰饮。稠浊多为热痰，清稀为寒痰，痰少粘连不易咯出为燥痰，痰多易出为湿痰，兼见眩晕、抽搐是风痰。痰饮分型首见《金匮要略》，为便于临床治疗用药，分为痰饮（即狭义之称谓）、悬饮、支饮、溢饮。流饮、伏饮属四饮之内。这里主要介绍因为四饮而引起的咳嗽。

1. 痰饮咳嗽　其人素盛今瘦，水走肠间，有声，咳而痰多易咯。现代医学中慢性支气管炎类此型。分为三种类型：

（1）湿痰中阻，脾不运湿，困渍中焦

主症：咳嗽痰多色白，胸膈胀满，恶心呕吐。舌苔白润，脉滑。

治法：利气调中，祛湿化痰。

方药：二陈汤（《太平惠民和剂局方》）。

半夏15g　茯苓15g　陈皮10g　甘草3g

加减法：风痰者，加胆南星10g，白附子15g；热痰者，加竹沥15g，山栀仁6g；寒痰者，加生姜汁3滴，桂枝10g；气痰者，加厚朴15g，苏叶10g；因郁生痰者，加香附10g，郁金6g；气虚有痰者，加人参10g，白术10g；湿痰者，加苍术10g，薏苡仁15g。

（2）脾胃虚寒，中阳不运，水停中焦泛而为饮

主症：胸胁支满，头晕目眩，咳痰清稀，或心悸、畏寒。舌苔白滑，脉弦滑。

治法：温阳化水。

方药：茯苓桂枝白术甘草汤（《伤寒论》）。

茯苓15g　桂枝10g　白术10g　甘草3g

加减法：胸闷食少者，加砂仁6g，厚朴15g；痰涎清稀者，加生姜10g，半夏15g；恶寒甚，苔白滑者，加附片15g，以苍术易白术；干呕头痛者，加吴茱萸3g。

（3）阳虚水寒，肾水上泛

主症：咳嗽痰稀，发热恶寒，汗出不解，心悸头眩，身眴动、振振欲倒，恶寒肢重，小便不利。舌淡苔白滑，脉沉。

治法：祛寒镇水。本法治表已解，有水气；中外皆寒虚之证。

方药：真武汤，方见"感冒"。

2. 悬饮咳嗽 现代医学的渗出性胸膜炎、胸腔积液类此型。

主症：饮留于胁下，咳嗽引胸胁疼痛，头痛目眩，干呕短气，甚则胸背掣痛不得息。苔滑，脉沉弦。

治法：攻逐水饮。

方药：十枣汤（《伤寒论》）。

大枣 10 枚　甘遂 10g　大戟 10g　芫花 10g

3. 支饮咳嗽 现代医学的肺心病类此型。

主症：饮留于肺，痰涎壅盛，咳逆倚息，气喘不得平卧，面肿，甚则肢体浮肿。

治法：泻肺行水。

方药：葶苈大枣泻肺汤（《金匮要略》）。

葶苈子 10g　大枣 10g

4. 溢饮咳嗽

主症：饮留于四肢、皮肤、肌肉之间，当汗出而不得出，身体重痛，四肢浮肿。微热口渴者，偏热；咳嗽，痰白清稀，口不渴，苔薄白而润，脉浮紧者，偏寒。

治法：热者，清胃宣肺，健脾行水，越婢加术汤；寒者，散寒蠲饮，小青龙汤。

方药：

（1）越婢加术汤（《金匮要略》）

麻黄 6g　石膏 15g　生姜 10g　大枣 4 枚　甘草 3g　白术 10g

（2）小青龙汤（《伤寒论》）

麻黄 6g　桂枝 10g　干姜 10g　细辛 3g　半夏 15g　五味子 6g　白

巴蜀名医遗珍系列丛书

芍 10g　甘草 3g

本法治表不解，有水气，中外皆寒实之证。

（二）湿热咳嗽

素体湿热之人及长夏湿土司令之时发生的，以咳嗽为主的病证。

主症：咳引头晕而胀，甚则头汗出，咯痰不利；或午后身倦，手脚心热；或胸腹痞闷，不欲饮食；或小便黄。苔黄白，脉弦细。

治法：清热除湿。

方药：连翘赤豆饮合千金苇茎汤。

1. 连翘赤豆饮（《温病条辨》）

连翘 10g　赤小豆 15g　山栀 6g　天花粉 6g　淡豆豉 15g　通草 3g

2. 千金苇茎汤（《备急千金要方》）

薏苡仁 10g　冬瓜仁 15g　桃仁 10g　芦根 30g

加减法：苔厚者，加茯苓 15g，厚朴 15g；小便黄者，加滑石 15g。

（三）肺燥咳嗽

此型为内伤咳嗽。与燥热咳嗽不同在无外感症状。

主症：咳嗽痰少粘连，不易咯出，咳甚引胸痛。鼻咽干或唇干红。苔薄黄少津，脉细数。

治法：清肺润燥。

方药：燥痰汤（《医宗金鉴》）。

黄芩 10g　旋覆花 10g（包煎）　浮海石 30g　橘红 10g　芒硝 10g（后下）　瓜蒌霜 10g　天冬 15g　枳壳 10g　桔梗 10g　贝母 6g（为末

冲服）

（四）顿咳

顿咳俗名顿呛，包括现代医学的百日咳。

主症：咳无定时，甚则连咳数十声，鼻涕、眼泪随咳吐多量痰涎而出，咳乃缓止。苔白，脉滑数。

治法：利气祛痰，降逆止咳。

方药：枳桔二陈汤或黄连苏叶汤。

1. 枳桔二陈汤

枳壳 10g　桔梗 10g　半夏 10g　陈皮 10g　茯苓 15g　甘草 3g

2. 黄连苏叶汤（《温热经纬》）

苏叶 3g　黄连 3g（泡开水服）

根据临床验证:《温热经纬·温热病篇》之黄连苏叶汤，治顿咳效果显著。

辅助疗法：

1. 艾叶、红糖，煎水服。

2. 肺筋草、莱菔子，煎水服。

3. 茅草根、枇杷叶，煎水服。

4. 野菊花、金钱草，煎水服。

〔按〕咳嗽证应注意：

1. 饮食忌滋补，如牛奶、豆浆、醪糟、鸡蛋、肥肉等壅滞留邪之类。

2. 暴病咳嗽，初治不宜用养阴润肺、补肺、收敛、过于寒凉之药；亦不宜发汗太多，致令表虚，汗出不止。

巴蜀名医遗珍系列丛书

3. 外感咳嗽，一定慎避风寒。

4. 二陈之类固属和平之方，咳嗽门内采用极多，但据临床，喻昌有戒："阴虚枯燥，妄用二陈。"

三、哮喘

哮和喘是两个不同的症状，虽二者都有呼吸急促，但喘以呼吸急促为主证，张口抬肩，甚则摇肩撷肚，不得平卧；哮则以喉间痰声辘辘为主证。一般临床表现为哮多兼喘，喘不一定兼哮。

喘和哮暴病多实，久病多虚。其不同者，喘则喉中无响声，多由外感六淫，肺气壅闭或肺肾不交所引起；哮则每因外邪、饮食、情志所触发，痰水与呼吸互相搏击，所以喉间发出响声。

中医学的哮喘，范围较为广泛，西医学的支气管哮喘、心源性哮喘、慢性哮喘型支气管炎、肺气肿、肺源性心脏病等都包括其中。肺炎、矽肺、肺结核、癔症等患者呼吸困难明显者，用中医的喘、哮辨证治疗，行之颇效。

（一）喘

1. 外感风寒

主症：喘急胸满，伴有咳嗽，咯痰稀薄、色白，初起多兼恶寒，头痛，无汗或有汗，口不渴。舌苔薄白，脉浮紧。

治法：疏风散寒，宣肺平喘，无汗用麻黄汤，有汗用桂枝加厚朴杏子汤

方药：

（1）麻黄汤，方见"感冒"。

（2）桂枝加厚朴杏子汤（《伤寒论》）

桂枝 10g　白芍 10g　生姜 10g　大枣 4 枚　甘草 3g　厚朴 15g　杏仁 10g

2. 外感风热

主症：喘促气急，伴咳嗽，咯痰不易，色黄稠黏，或胸痛，气急鼻扇，烦闷口渴，身热，汗出恶风。苔薄黄，脉浮数。

治法：疏风清热，宣肺平喘。

方药：麻黄杏仁甘草石膏汤（《伤寒论》）。

麻黄 6g　杏仁 10g　石膏 15g　甘草 3g

3. 痰郁

主症：偏湿者喘咳痰多，胸中满闷，纳少呕恶，甚则胸痛，苔白腻，脉滑；偏寒者，兼见畏寒，四肢欠温，面色不华，舌淡。

治法：祛痰化湿，降逆平喘，偏湿者，苏子降气汤；偏寒者，茯苓桂枝白术甘草汤合小半夏汤。

方药：

（1）苏子降气汤（《太平惠民和剂局方》）

紫苏子 10g　半夏 15g　当归 6g　前胡 10g　肉桂 3g　厚朴 15g　陈皮 10g　生姜 10g　甘草 3g

加减法：咳痰不利者，加莱菔子 10g，瓜蒌 10g，冬瓜仁 15g。

（2）茯苓桂枝白术甘草汤，方见"咳嗽"。

（3）小半夏汤（《金匮要略》）

生姜 15g　半夏 15g

4. 肺气虚

主症：喘促短气，语言无力，咳声低微，自汗畏风，舌淡脉虚。

治法：益气固肾，以气根于肾也。

方药：保元汤（《医宗金鉴》）。

人参 10g　黄芪 15g　炙甘草 3g　肉桂 6g

加减法：或加巴戟天 15g，黄精 15g。

5. 肾虚

（1）肾不纳气，虚阳上浮

主症：喘促日久，呼多吸少，气不得续，动则喘息更甚，汗出畏寒，形瘦神疲，而唇青黑。舌淡苔白，脉沉细缓无力。

治法：温肾纳气。

方药：黑锡丹（《太平惠民和剂局方》）。

黑锡 10g（即铅皮切细放锅内，入硫黄，微火炒焦，去硫黄，即成黑锡，碾细入药兑服）　硫黄 10g　肉桂 6g（冲服）　附片 15g（先煎）　木香 6g　沉香 6g（冲服）　小茴香 6g　补骨脂 15g　阳起石 30g　胡芦巴 10g　肉豆蔻 15g　金铃子（川楝子）10g

（2）阳虚水泛

主症：除肾不纳气证外，兼见心悸头眩，身𥉙动，震颤欲倒地，或肢体浮肿等。

治法：温阳镇水。

方药：真武汤，方见"感冒"。

加减法：或加胡芦巴 15g，补骨脂 15g。

（二）哮

1. 冷哮

主症：呼吸急促，喉间痰鸣如水鸡声，胸膈满闷如窒，面色晦黯带青。舌苔白滑，脉浮紧。或兼恶寒发热之表证。

治法：温肺散寒，豁痰利气。

方药：苏子降气汤加味，方见"喘"，加桂枝 10g。

加减法：苔厚者，加白芥子 10g。

2. 热哮

主症：呼吸急促，喉间痰鸣如拽锯声，胸高气粗，痰黄稠黏不易咯出。舌红苔腻，脉滑数。或兼头痛、发热、自汗等表证。

治法：清热宣肺，化痰降逆。

方药：千金苇茎汤加味，方见"咳嗽"，加滑石 15g。

加减法：热甚者，加黄芩 10g，连翘 10g，茯苓皮 15g，荷叶 15g。

辅助疗法：

1. 莱菔子、红糖，煎水服。

2. 半头红萝卜 1 个，刮去皮，切碎捣溶取汁，兑白开水各半，每服适量。

3. 白矾 3g，化温开水顿服。

4. 竹沥 10mL，生姜汁（将生姜捣溶，以手挤汁）2mL，兑温开水服。

5. 艾条灸涌泉，灸至局部发热，早晚各一次。

6. 生附子 1 个，捣溶，烤热贴足心。

7. 生姜、红糖适量，煎水服。

8. 矾郁丸（成药），痰多时服。

〔**按**〕

1. 治疗哮喘病，平时用药选方，对含麻黄的方剂及五味子、紫菀、款冬花、白及、白蔹等药宜据情慎用，如用之过早、过多、过久，后果非但不佳，反而致使病情转化，愈发愈重，愈发愈勤。医者慎之。

2.缓解期则应以扶正为主，取补土生金（如香砂六君子汤）、固肾补脾（如实脾饮、附子理中汤）、补脾益肺（如正元丹）等法以资巩固，使之纵发亦轻且疏。方药总宜清淡，不宜壅补，壅则滞脾，妨碍胃气，导致津液不化，发生水肿。

巴蜀名医遗珍系列丛书

四、肺痈

历代医家都将肺痈病归入内科范围，现代医学称肺脓肿，其发病原因不外四个方面：即风热壅肺，过食辛辣厚味，素体肺阴不足，他病治疗不当，过用辛辣药物。四种因素都可致热郁肺中，化燥伤津耗血，损伤肺体，化脓生疮，发生肺痈。

一般分为四个阶段进行辨证治疗，收效比较显著。

（一）初期

主症：恶寒发热，咳嗽、胸痛隐隐，痰少黏滞，口鼻干燥。苔薄黄，脉数实。

治法：疏风清热，利肺开郁。

方药：银翘散，方见"感冒"。

加减法：咳甚者，加川贝母 10g，枇杷叶 10g；胸闷者，加藿香10g；胸痛者，加郁金 6g，瓜蒌 10g；口渴心烦者，加天花粉 10g，知母10g；溺赤者，加黄芩 10g，焦栀子 10g。

胸中滞瘀，稠痰壅滞，宜先期预防，勿使成痈，用皂荚丸（《金匮要略》）。皂荚 30g 刮去皮，锅内微炒去子，碾细为末，炼蜜为丸，如梧桐子大，以大枣煎汤送服。每服 10 丸，每日服 3 次，使痰吐出。

（二）成痈期

主症：咳逆上气，胸满，甚则喘促，胸痛，转侧不利，咳吐脓痰腥臭，热势增重，时时振寒，继则但热不寒，或自汗，口燥咽干而不渴，烦躁，胸中甲错。苔黄腻，脉滑数而实。

治法：清肺解毒，化瘀散结。

方药：千金苇茎汤，方见"咳嗽"。

加减法：热甚者，加金银花 30g，黄连 10g，黄芩 10g，黄柏 10g，栀子 6g；胸痛甚者，加降香 6g，瓜蒌壳 10g；痰壅者，加川贝母 10g，竹沥 30g（或竹茹 15g），胆南星 10g；咳甚者，加枇杷叶 10g，茅草根 30g，荷叶 15g；口渴者，加天花粉 10g，甘蔗汁 30g，荸荠汁 30g，麦冬 30g，藕汁 30g，兑服；咳血者，加侧柏叶 15g，生地黄 15g，茜草根 6g，小蓟 30g，大蓟 30g。

（三）溃脓期

主症：身热面赤，咳吐脓血，或如米粥，量多，腥臭异常，胸中烦满而痛，甚则喘不能卧，烦渴喜饮。苔黄腻舌质红，脉滑数。

治法：排脓解毒。

方药：痰多，桔梗汤；咳甚，千金苇茎汤；热甚，翘荷汤。

1. 桔梗汤（《金匮要略》）

桔梗 15g　甘草 6g

2. 千金苇茎汤，方见"咳嗽"。

3. 翘荷汤（《温病条辨》）

方药：连翘 10g　薄荷 3g　桔梗 10g　黑栀皮 6g　生绿豆 30g　生甘草 3g

加减法：耳鸣者，加苦丁茶 30g，羚羊角 1g；目赤者加夏枯草 15g；咽痛者，加黄芩 10g，牛蒡子 10g；牙龈肿痛者，加地骨皮 10g，竹茹 15g。

（四）恢复期

主症：邪气渐退，正气亦虚，诸症逐渐好转，身热渐退，咳嗽减轻，脓血减少，但邪去未尽，神疲纳少。舌质红，苔少，脉细数。

治法：润肺化痰，益气养阴。

方药：桑杏汤（《温病条辨》）。

桑叶 10g　杏仁 10g　沙参 16g　浙贝母 6g　淡豆豉 15g　山栀皮 6g　梨皮 30g

邪气已尽，唯见低热神疲，干咳少痰，咽干纳少。舌红苔少，脉细数无力者，治宜养阴润肺，沙参麦冬汤（《温病条辨》）。

方药：沙参 15g　麦冬 15g　玉竹 10g　天花粉 10g　桑叶 10g　扁豆 10g　甘草 3g

加减法：身热未尽者，加金银花 15g，荷叶 15g；口渴者，加石斛 10g，生谷芽 15g。

〔按〕

1.本病治疗中，禁用辛散耗气伤津之药物，避免吐血加剧。亦慎用过于苦寒之品，以苦乃心之余味，苦先入心，其化以燥之戒。

2.肺为娇脏，其气清肃，不受邪气，必待脓尽、血止、热撤以后，方能言补。防止滋补过早，壅塞肺气，吐血复作，痈脓复发。

3.病痈以后，肺体组织未全恢复，采用养阴清燥，养胃滋肺，补土生金之法以扶其正，如果单靠草木药物恢复较难，必须采用甘淡滋润、有情之品，作为饮食疗法，如百合、天冬、藕粉、慈菇粉、蜂蜜、白及、黄精、梨汁、甘蔗汁、淡菜、海参、蛤蚧、人参、银耳、燕窝、鲍鱼、哈士蟆、白蜡等酌情酌量，择味单用，煮羹煮汤，不拘一格，微量缓服。增加津液气血的滋生，使津液生而肺气润，肌肉长而气血调，其痛自愈。

五、肺痿

痿，枯萎，如草木之萎而不荣，即是肺叶干枯之谓。肺痿的形成是因胃热燥甚，或过食辛辣厚味，或过用辛热温燥药物，或汗、吐、下太过，消灼胃中津液，津液不润，致使肺叶焦枯，发为肺痿。

现代医学的肺不张与此相似，某些慢性肺部疾患，如肺纤维化、矽肺等，以咳唾涎沫为主证者，也可参照本病辨证施治。

（一）胃燥津伤

主症：咳吐浊唾涎沫，质黏稠，咳声不扬，气急喘促，口干咽燥，形体消瘦，皮毛干枯。舌红而干，脉虚数。

治法：补土生金，养胃滋肺。

方药：麦门冬汤（《金匮要略》）。

麦冬 15g　人参 10g　粳米 30g　半夏 15g　大枣 4 枚　甘草 3g

加减法：吐涎沫多，加竹茹 15g。

（二）燥热伤肺

主症：胸满胁痛，鼻燥气逆，干咳少痰、质黏，口咽干燥。舌红无苔少津。

治法：清热润肺，滋阴生津。

方药：清燥救肺汤（《医门法律》）。

石膏 15g　人参 10g　麦冬 15g　阿胶 6g（烊冲）　胡麻仁（亚麻子）10g　桑叶 10g　杏仁 10g　枇杷叶 10g　甘草 3g

加减法：燥热甚者，可酌加金银花 15g，玉竹 10g，地骨皮 10g。

〔按〕

肺痿一病本属慢性，以正虚为主，基本不夹其他邪气，如有兼夹症状，应按其他病因辨证治疗。

本病选方很简单，因其病灶限于局部，故用药不涉庞杂，方宜多剂缓服，善后更应权其灵通多变之法，如采用肺痈后期之饮食疗法以外，亦可采取各个君子汤及参苓白术散等法以补土生金。以气源于胃，血本于脾，气血复而津液润，阴阳和而营卫调，其痿自愈。

六、肺中冷

肺中冷不是独立的病名，与肺痿同属一个病证，不过是寒热不同。肺痿系热伤津液，肺叶枯萎；肺中冷系寒邪凝滞肺中，致使肺气不能温润，故曰肺中冷。

主症：吐涎沫多而不咳，其人不渴，必遗尿，小便数，头眩短气，形寒，神疲乏力。舌质淡，脉虚细而缓。

治法：温肺益气。

方药：甘草干姜汤（《金匮要略》）。

甘草 6g　干姜 15g

可灵活运用，酌证加味。

根据临床，肺中冷病亦不少见，其具体治法应该根据临证选方用药，仍不离补土生金，温胃益肺法，如理中类药随证加减缓服，巩固后效。

七、肺胀

肺胀是诸多疾病的一个症状，而不是病名。它包括了中医学的咳嗽上气、哮喘、痰饮等以胸中烦闷、膨膨胀满、咳嗽上气、呼吸急促为主证者。又与现代医学中肺气肿、慢性肺源性心脏病、气胸等极相近似。肺胀证型虽少，病因不一，并发症多，起病急缓均有。发病急骤，病情重危者宜中西结合救治，收效较好。

本病常在秋冬因复感外邪而加重，必须结合病史、脉证、舌象，判断其病性寒热虚实的偏轻偏重，分两大证型辨证论治。

（一）实证

1.寒饮射肺

主症：胸中痞结，膨膨胀满，咳逆喘促，甚则不能平卧，痰涎清稀泡沫状，口干不欲饮。口唇青紫，苔白滑。

治法：温肺化饮。

方药：苓甘五味姜辛汤（《金匮要略》）。

茯苓15g　干姜10g　五味子6g　细辛3g　甘草3g

外寒干动膀胱水气者，兼见恶寒发热，身痛无汗，脉浮紧，治宜散寒蠲饮，小青龙汤，方见"咳嗽"。

加减法：咳喘多汗者，去麻黄、细辛，倍干姜，加杏仁10g，紫苏子10g；心悸头眩者，去麻黄，倍桂枝、茯苓，加白术10g；唇舌青紫者，加桃仁10g，当归10g，陈皮10g。

2.痰热壅肺

主症：气急胀满，咳喘烦躁，发热微恶风寒，膈间痰涎不易咯出，面赤口渴。舌红苔黄，脉滑数。

治法：清热豁痰，利气开郁。

方药：葶苈散（《河间六书》）。

杏仁 10g　葶苈子 10g　桑白皮 10g　山栀 6g　桔梗 10g　陈皮 10g
海蛤粉 10g　赤茯苓 10g　荆芥 10g　薄荷 3g　人参 6g　甘草 3g

加减法：发热、咳喘多汗者，去荆芥、薄荷，加石膏 15g，知母
10g；咳痰带血者，去桔梗，加白茅根 15g，生地黄 15g；胸中烦闷、痰
不易出者，加黄连 6g，瓜蒌 10g，郁金 6g；咳喘无痰者，加冬瓜仁
15g，麦冬 15g，贝母 10g。

（二）虚证

1. 肺肾气虚

主症：胸满气短，咳声低微，语言无力，动则气促。面色晦暗，或
有浮肿。舌淡苔白，脉沉弱。

治法：补益肺肾。

方药：参蛤散（验方）。

人参、蛤蚧各等分，研末，每服 6g，日二服，姜开水下。

加减法：畏寒短气、自汗者，加黄芪 15g，附片 15g；气促无痰、
小便清长者，加补骨脂 10g，胡桃仁 30g，五味子 6g；心悸、面色晦
暗者，加肉桂 6g，茯苓 15g，琥珀末 10g；浮肿、食少便溏者，加泽泻
10g，白术 10g。

2. 肾不纳气

主症：胸中虚满，气短不续，声低息微，四肢逆冷，畏寒，神怯自
汗，小便清长或失禁，甚则滑精。舌质淡，脉微细。

治法：温肾纳气。

方药：右归丸（《景岳全书》）。

熟地黄 15g　山药 15g　枸杞子 15g　枣皮（山茱萸）10g　菟丝子 10g　鹿角胶 10g（烊冲）　肉桂 6g　当归 10g　制附片 15g（先煎）　杜仲 15g

加减法：咳喘多汗者，加人参 10g，胡桃仁 30g，五味子 6g；小便失禁、滑精者，加桑螵蛸 30g，补骨脂 10g，肉苁蓉 30g。

〔按〕

本证多属急证，除按现代医学输氧、输液、减压、引流各种方法外，适当配合中医各种急则治标的救治方法，如气逆肺中不下降者，以苏子降气汤为主；热郁肺中而胀者，以葶苈大枣泻肺汤为主；水停肺中者，以白矾 3g，化冷开水服；如肾气上冲，气不归根者，以黑锡丹为主；若痰郁肺中者，以三子养亲汤为主。

八、头痛

头痛之病临床不但多见，种类、病因亦较复杂。经络循行各有道路，疼痛部位各不相同。头虽诸阳之会，三阳经脉皆上于头，三阴经脉惟厥阴独上巅顶。太阳之脉连风府，上头项，系目内眦，一般多后脑痛；阳明之脉行发际，至额颅，一般多前额痛；少阳之脉起于目锐眦，出耳前，入耳中，一般多头角两侧痛；厥阴之脉入脑络巅，一般多巅顶痛。厥阴系风木之脏，故厥阴风痛有时头顶鼓包，其痛如掣，多兼眩晕。

外感、内伤均可引为头痛，涉及各经不同部位，故所痛症状各有不同。

（一）外感头痛

1. 外感风寒头痛

2. 外感风热头痛

3. 外感风湿头痛

以上三型脉证方药均见"感冒"篇相应证型。

4. 伤暑头痛

主症：头晕重痛，自觉头中发热，口渴心烦，自汗，小便黄。舌红或苔黄，脉数右大于左。

治法：清暑镇痛。

方药：新加香薷饮，方见"感冒"。

5. 阳明经证风热头痛

主症：头痛前额，口渴烦热，日晡甚，小便黄赤。舌微红苔薄黄，脉大数。

治法：祛风清热。

方药：加减银翘散。

金银花 15g　连翘 10g　山栀仁 6g　茵陈 10g　薏苡仁 15g　赤小豆
15g　竹茹 15g　荷叶 15g　茯苓皮 15g　淡竹叶 10g　甘草 3g

（二）内伤头痛

1. 胆热头痛

主症：头痛两侧，心烦喜呕，喜怒不节，口苦口渴，咽干目眩。苔
少舌赤，唇红脉弦，右大于左。

治法：清热和胆。

方药：温胆汤（《备急千金要方》）。

竹茹 15g　枳实 6g　半夏 15g　茯苓 15g　陈皮 10g　甘草 3g

加减法：临床应用，可加山栀 6g，菊花 15g，黄芩 10g，龙胆草
10g，连翘 10g。口渴者，加麦冬 15g；目眩者，加桑叶 10g；失眠者，
加牡蛎 15g，白芍 10g；呕吐不止者，以竹沥 30g 易竹茹，或加黄连 6g。

2. 痰热头痛

主症：头额剧痛，噫气频作，甚则呕吐痰涎，口渴，心烦不安眠。
大便燥结，小便黄赤。舌红苔腻，脉滑实大。

治法：清热化痰。

方药：指迷茯苓丸或礞石滚痰丸。

（1）指迷茯苓丸（指迷方）

茯苓 15g　芒硝 15g　半夏 15g　枳实 10g（有成药）

（2）礞石滚痰丸（王隐君方）

青礞石 30g　黄芩 10g　大黄 15g　沉香 3g（有成药）

3. 胃寒头痛

主症：干呕，吐涎沫，巅顶头额俱痛，渴喜热饮。苔白滑，脉紧。

治法：温胃散寒。

方药：吴茱萸汤（《伤寒论》）。

吴茱萸 6g　人参 10g　大枣 4 枚　生姜 15g

4. 雷头风痛

主症：头面疙瘩，耳闻雷声，顶痛如劈，眩晕欲倒。

治法：升阳清胆。

方药：清震汤（《医宗金鉴》）。

荷叶 15g　苍术 10g　升麻 10g

5. 气郁头痛

主症：暴怒气逆或素体情志过极之人易于动气，上逆于头，发为头痛。症多跳痛（类似西医的神经性头痛），心烦易怒或情志不乐，胸胁胀闷，噫气，苔少脉弦。

治法：调肝理气。

方药：丹栀逍遥散（《内科摘要》）。

牡丹皮 10g　栀子 6g　柴胡 10g　茯苓 15g　白术 10g　当归 6g
白芍 10g　甘草 3g　生姜 10g　薄荷 3g。

加减法：可酌情选加菊花 15g，牡蛎 18g，郁金 6g。苔厚者，改白术为苍术，或改栀子为山栀仁。

6. 气虚头痛

主症：头部晕痛，以右侧为甚。面色不华，少气懒言，畏寒恶风，身倦神疲，食少消化不良，便溏。或自汗，睡不安眠。苔薄白，脉缓弱无力。

治法：补益中气。

方药：补中益气汤（《脾胃论》）。

黄芪 15g　人参 10g　白术 10g　陈皮 10g　柴胡 10g　升麻 10g　当归 6g　甘草 3g

加减法：有痰者，加半夏 15g，茯苓 15g。

《医宗金鉴》各门散载补中益气汤加减法 10 种，临证可参。

7. 血虚头痛

主症：头部掣痛，以左侧为甚，静则痛减，动则痛增。头中阵阵发热，心烦口渴，或身乍热，自汗出。体重烦冤，常太息，头晕目眩。舌红苔少，脉弦细数。

治法：调肝养血，滋阴息风。

方药：轻则荆穗四物汤，重则杞菊地黄丸。

（1）荆穗四物汤（《医宗金鉴》）

生地黄 15g　白芍 15g　川芎 10g　当归 10g　荆芥穗 10g

（2）杞菊地黄丸（《医级》）

熟地黄 15g　枣皮（山茱萸）10g　山药 15g　茯苓 15g　泽泻 10g　牡丹皮 10g　枸杞子 15g　菊花 15g

8. 肝风头痛

主症：本型头痛多兼眩晕，时头剧痛。心悸烦热，胁腹牵引而痛，不安眠，易怒。舌赤唇红，脉弦数（现代医学中部分高血压属此型）。

治法：平肝息风。

方药：温胆汤，方见"胆热头痛"。

加减法：可酌加牡蛎 18g，桑叶 10g，白芍 10g，麦冬 15g，山栀仁

6g，钩藤 10g 等。

9.气血两虚头痛

主症：头痛绵绵，忧慽不止。面色不华，心烦不安，懒言少气，饮食无味，大便失常。舌淡苔少，脉虚。女性多兼妇科杂病。

治法：气血双补。

方药：十全大补汤（《太平惠民和剂局方》）。

黄芪 15g　人参 10g　白术 10g　肉桂 10g　茯苓 15g　熟地黄 15g　白芍 10g　川芎 10g　当归 6g　炙甘草 3g

〔按〕

头为诸阳之会，气与血上行高巅，无论外感六淫、内伤七情均易随气血而上攻于头，占据清空，清气不能上达，浊气不能下降，引起疼痛。故头痛证在治疗中，辨证宜准，遣方用药宜当。如过温则化热生火，过凉则化湿生寒，过清则胃肠紊乱，过滋补则愈壅塞，过升则邪愈上逆。

九、牙痛

（一）虚证

齿为骨之余，乃肾脏所生，豁然痛动者为肾气衰败，有肾阳虚和肾阴虚之别。

1. 肾阳虚 谓之"虚寒牙痛"，亦称为"寒湿牙痛"。

主症：牙齿冷痛，头晕头重，畏寒，口涌清涎，饮食无异，二便调。舌白，脉沉细缓无力。

治法：温阳散寒。

方药：真武汤，方见"感冒"。

加减法：虚火上逆者，加安桂 3g，研末冲服，以引火归原；舌苔白厚者，以苍术易白术，加独活 10g；虚寒甚者，加小茴香 10g，益智仁 10g，骨碎补 30g；阳虚生风者，加花椒 6g，露蜂房 30g。

2. 肾阴虚 称为"虚火牙痛"。

主症：牙齿热痛，齿龈红肿，甚则颊肿红赤，口壅热涎，渴欲饮凉，心烦，大便结燥，小便黄赤而短。舌红苔少，脉细数。谓之阴虚火牙。

治法：滋阴降火。

方药：知柏地黄汤（《医宗金鉴》）。

熟地黄 15g　枣皮（山茱萸）10g　山药 15g　茯苓 15g　泽泻 10g
牡丹皮 10g　知母 10g　黄柏 10g

（二）实证

1. 胃火牙痛

主症：牙龈红肿灼热而痛，时龈出血。口渴，心烦喜冷饮，大便干燥。苔黄舌红，脉数大有力。

治法：清胃泻火。

方药：清胃散（《兰室秘藏》）。

黄连 6g　升麻 10g　当归 15g　牡丹皮 10g　生地黄 15g

加减法：火热甚者，加竹茹 30g，石膏 30g，金银花 15g，知母 10g，连翘 10g；口渴甚者，加麦冬 15g，天花粉 10g；大便燥结者，加玄明粉 30g，生大黄 15g。

2. 风火牙痛

主症：齿热痛甚，龈红肿痛，颊肿红赤，热阵阵上冲头，目赤，口出热气。口渴苔黄，便结溺赤，脉弦大数。

治法：祛风泻火。

方药：凉膈散（《太平惠民和剂局方》）。

大黄 15g　芒硝 15g　栀子 10g　连翘 10g　薄荷 3g　黄芩 10g　淡竹叶 10g　甘草 3g　蜂蜜适量

加减法：金银花 30g，菊花 30g，石膏 30g 等，均可随证加入。

3. 风寒牙痛

主症：肿痛不甚，不畏冷热，舌脉如常人，无他症状。

治法：祛风镇痛。

方药：温风散（《医宗金鉴》）。

当归 10g　川芎 10g　细辛 3g　荜茇 6g　藁本 10g　白芷 10g　露蜂房 30g

4. 湿热牙痛　湿热牙痛古医书虽不常载，根据四川地处丘陵，湿热为多，证诸临床，湿热牙痛并不少见，如按牙痛常规治疗效果不佳。究其原因有三：一是地区湿热，二是偏嗜辛辣厚味，三是禀赋湿热体质多，故多湿热牙痛。

主症：齿痛濡、酸、胀、木，龈肿不甚，偏湿盛者，龈苍白水肿，齿冷，甚则吐唾清涎，身倦食少，苔白舌淡，脉濡缓；偏热盛者，龈红肿齿热，口涎干苦，苔浊腻，脉数。

治法：清热除湿。

方药：连翘赤豆饮合保和丸（《温病条辨》）。

（1）连翘赤豆饮，方见"咳嗽"。

（2）保和丸（《丹溪心法》）

山楂肉 15g　神曲 15g　莱菔子 10g　茯苓 15g　连翘 10g　陈皮 10g　半夏 15g

加减法：偏湿盛者，加苍术 10g，藿香 10g，薏苡仁 15g，白豆蔻 6g 等味；偏热盛者，去半夏、陈皮，加茵陈 10g，荷叶 15g，金银花 15g。

辅助疗法：

1. 地骨皮（即枸地芽根）60g，煎水服。

2. 墨石子（没食子）噙于患齿处，口中津液时时呷之。

3. 辽细辛 2 根，用生地黄切 1 片，将细辛包生地黄内，噙齿痛处，津液涌者，时时呷之。

〔按〕

齿痛之证，虽属小恙，治疗不当，形成痼疾，时愈时痛，常难根除。辨证治疗亦应识别气分血分之不同：病在气分者，其邪尚浅，如过用血药，必引邪深入血分；病在血分者，如用清营汤、导赤散之类，一味清热凉血，滋阴柔润，敛阴潜阳，必将热邪伏于血分，终久难除，形成齿痛难愈之候，治疗者应权宜慎之。齿动欲脱或腐烂生虫，可结合牙科外治。

十、咽喉痛

咽以咽物，喉以候气。咽连食管，喉连气管。咽喉之病，各科历有记载。病因不但严分寒、热、虚、实、表、里、阴、阳，而症状命名极为繁多，治疗方药亦不乏专籍。因咽喉为人体重要组成部分之一，故为历代医家所重视。具体治法，根据不同症状和各科不同方药分型治疗外，兹就内科临床常见、多发者，分别进行辨证治疗。

（一）咽痛

1. 热邪咽痛

主症：病发急骤，咽中热痛，吞咽困难，头痛颊肿，耳前后肿，面赤烦热，口渴饮凉。小便黄赤，大便燥结。脉数大，苔黄舌红。

治法：清热利咽。

方药：普济消毒饮（《医宗金鉴》）。

黄连 6g　黄芩 10g　薄荷 3g　连翘 10g　柴胡 10g　升麻 10g　桔梗 10g　僵蚕 10g　陈皮 10g　马勃 10g　牛蒡子 10g　板蓝根 30g　玄参 15g　甘草 3g

加减法：初起热盛，可去柴胡、升麻等上升药。

2. 寒邪咽痛

主症：咽痛不甚，持续日久，吞咽无异，口不渴，二便调，苔白脉缓。

治法：温阳散寒。

方药：轻则甘草干姜汤，重则半夏散及汤。

（1）甘草干姜汤，方见"肺中冷"。

加减法：临床多以炮姜易干姜，变辛为苦，苦甘化阴，以防化燥。

（2）半夏散及汤（《伤寒论》）

半夏 15g　桂枝 10g　甘草 3g

加减法：寒湿俱盛之体，可酌加生姜 10g，附片 15g，吴茱萸 3g，茯苓 15g。

（二）喉痛

喉痛乃暴发急证，如喉科书籍专列的烂喉痧、乳蛾、喉痹、喉风等，均在专籍辨证治疗。此节只论述内科常见多发症状。

主症：喉痛暴发，时日加剧，呼吸吞咽均感困难，喉、鼻息热，心烦口渴引冷饮，喉中顿呛，手足心热。舌赤苔少，脉细数。

治法：清热解毒。

方药：清瘟败毒饮（《疫疹一得》）。

生石膏 30g　生地黄 15g　黄连 6g　黄芩 10g　栀子 10g　犀角 6g　桔梗 10g　知母 10g　赤芍 10g　玄参 15g　连翘 10g　牡丹皮 10g　鲜竹叶 10g　甘草 3g

〔按〕

咽喉痛证，热证固多，寒证亦复不少。具体用药，不能一见肿痛，概投寒凉清热、养阴泻火之药。若气血不分、寒热不辨，则愈治愈甚，溃烂瘖哑、喉痹，医者鉴之。患者亦宜慎避风寒、节食。

十一、肩背痛

肩、背两痛病因复杂，内科杂病只就风、寒、湿、痰、气郁、气虚、血虚、瘀血进行辨证论治。其他如《金匮要略·胸痹心痛短气病脉证治》之心痛彻背以及伤科的跌凝闪挫等，在有关专科进行治疗，不在此篇论述。

本篇是以外感风寒为主，邪从太阳肤表入于经脉，引发为病者。

主症：肩引背痛，濡、酸、胀、麻，甚则转身抬肩亦牵引剧痛。饮食二便均较正常，苔白，脉浮缓。

治法：祛风除湿。

方药：通气防风汤（《医宗金鉴》）。

羌活 10g　独活 10g　藁本 10g　蔓荆子 10g　防风 10g　川芎 10g　甘草 3g

加减法：气机郁滞者，肩背痛胀，噫气，加木香 6g，香附 10g，陈皮 10g；气虚痛者，肩背痛时止时作，加升麻 10g，柴胡 10g，人参 10g，黄芪 15g；血虚痛者，则夜甚时止，加当归 10g，白芍 10g；血瘀痛者，则夜痛不止，加姜黄 10g，五灵脂 10g，红花 10g；风气郁滞者，痛则项背肩强，加威灵仙 10g；湿气郁者，肩背重痛，加苍术 6g，白术 6g；风痰郁滞者，痛则呕吐痰涎，加白附子 15g，胆南星 15g，半夏 15g。

〔按〕

肩背痛临床见证常多，虽不认为是大病，但一般治疗效果较缓，因其邪在经络，病位尚浅，用药选方严格表里。初治之法，慎用引邪深入内脏之方药，宜引邪外出以透其表，不使遗留后患。如有兼夹其他邪气，仍按兼证治疗，不拘一格可矣。除用内服药外，更应结合针、灸、膏摩、理疗等行之有效的各种方法，效果更著。

十二、胃痛

胃主纳谷，历代医家分为三脘，即上脘、中脘、下脘。胃病的变化，各家分法极不统一。因其病位和病性不同，胃腑的经脉与各脏各腑均有联系，胃病以后，涉及某个部位就以某个部位共同命名，因此名目繁多。如胃脘痛、心胃痛、肝胃痛、胆胃痛、胃脘痛。又如现代医学的急慢性胃炎、胃窦炎、胃或十二指肠溃疡、胃穿孔、胃癌，种种都属于胃病范围，根据中医临床辨证规律，以胃脘痛、心胃痛、肝胃痛等分型作为基础，分寒热虚实进行辨证论治，一般效果都很满意。至于中医的胸痹心痛，仍在胸痹证内辨证治疗，如涉及各经，就在各经进行兼证治疗。

（一）胃脘痛

暴病多剧痛，久病多隐痛；暴痛多实证，久痛多虚证。

1. 实热胃痛

主症：心烦口渴，噫气泛酸，胃痛拒按，卧不安眠，便结溺赤。苔黄脉数。

治法：苦辛通降。

方药：半夏泻心汤去人参干姜甘草大枣，加枳实生姜方（《温病条辨》）。

半夏 15g　黄芩 10g　黄连 6g　枳实 10g　生姜 10g

加减法：兼痰涎者，加竹茹 51g；心烦者，加山栀仁 6g；大便燥结者，加厚朴 15g，酒军（大黄）15g。

2. 虚寒胃痛

主症：胃痛喜按，渴喜热饮，甚则呕吐噫气，便溏。舌白，脉缓。

治法：温胃散寒。

方药：丁萸理中汤（《太平惠民和剂局方》）。

人参 10g　干姜 10g　白术 10g　丁香 6g　吴茱萸 3g　甘草 3g

加减法：舌苔厚者，加黄连 6g，厚朴 15g；不欲饮食者，加砂仁 6g，神曲 15g，藿香 10g；兼腹痛者，加桂枝 10g，金铃子（川楝子）10g；畏寒甚者，加附片 15g。

（二）心胃痛

1. 属热者

主症：胸中热，心烦口渴，便结溺赤，或大便色黑。舌红苔少，脉数。

治法：清心养胃，活血镇痛。

方药：丹参饮合百合汤。

（1）丹参饮（《时方歌括》）

丹参 15g　檀香 6g　砂仁 6g

（2）百合汤，方见"遗精"。

加减法：心烦者，加黄连 6g；腹痛者，加金铃子（川楝子）10g，延胡索 10g；腹满噫气者，加枳壳 10g，厚朴 15g；心中懊恼者，加山栀子 6g，淡豆豉 15g。

2. 属寒者

主症：久痛绵绵，喜温喜按，呕吐清涎，口不渴，引热饮，大便滞涩。苔白，脉沉细缓。

治法：温胃散寒。

方药：九痛丸（《金匮要略》）。

附片 15g（久煎） 生狼牙 3g 人参 10g 干姜 10g 吴茱萸 3g 巴豆 10g

此方选用乃急则治标之法，药量系水剂煎服，如有成品药更佳。方中巴豆煎后并不泻肚。痛止后，根据症状，另选其他温中散寒之方。

或腹中寒上冲皮起，出现有头足，上下痛而不可触近，止阴寒之气上逆，宜温中散寒，降逆止痛，大建中汤以温之（《金匮要略》）。

方药：蜀椒（川椒）10g（久煎） 干姜 15g 人参 10g

（三）肝胃痛

主症：无论寒热，胃脘痛引两胁，胀闷噫气，呕吐郁冒。

偏热者，泛酸嘈杂，呕吐酸苦，时心中疼热，饥不欲食，消渴。舌尖红，苔黄白相兼，脉细数。

治法：苦辛酸甘法。

方药：椒梅汤（《温病条辨》）。

川椒 6g（久煎） 乌梅 10g 人参 10g 干姜 10g 白术 10g 黄连 6g 黄芩 10g 白芍 10g 枳实 10g 半夏 15g

加减法：兼血分症状者，加桂枝 10g；中气虚者，加甘草 3g；兼水饮者，加茯苓 15g；苔少舌红赤者，改干姜为炮姜；不欲饮食者，加神曲 15g，麦芽 15g；口渴者，加麦冬 15g。

偏寒者，心下支满胃痛时剧，引胸背，喜温喜按，呕吐清涎，往来寒热。苔白脉缓。

治法：温经散寒。

方药：柴胡桂枝干姜汤（《伤寒论》）。

柴胡 10g　黄芩 10g　桂枝 10g　干姜 10g　牡蛎 18g　瓜蒌根 10g　甘草 3g

加减法：胁腹胀者加厚朴 15g，荜茇 10g，青皮 10g；腹痛者，加高良姜 10g，吴茱萸 3g。

〔按〕

胃痛证属大病、多发病，它与气候、地区、饮食、工作、嗜好、精神状态有极大的关系，归纳起来分三个类型进行治疗，其他兼证按分经用药。用药以后，有关气候变化、饮食调节，一定要注意。否则，即使治愈后，效果不得巩固，最易引起复发。中医学对胃痛病暴发采用汤药以外，都是急则治标的办法。如要巩固根除，必须选用古方古法，如参苓白术散碾成散剂，加糯米粉、猪连贴（胰脏）各等分，烘干碾末，蒸服。或以红糖为丸，适量缓服，以资巩固，致不复发。

十三、腹痛

腹痛诸证既有内、外、妇、儿之分，又有久暂之不同，久病腹痛多属各种慢性疾病，故对其辨证施治，应按各科特点进行治疗。本篇所论的腹痛，是单指内科暴发的疾病。

现代医学的急慢性腹膜炎等散在本篇各型，现代医学的肠梗阻与阳明燥结腹痛极相类似，可参照辨证施治。

（一）阳明燥结腹痛

阳热素盛之躯，再加过食辛辣燥热之物，引起肠间津液不溺，发为肠结腹痛。

主症：腹痛甚，拒按伴胀，扪之有块，大便不通，口渴唇干。苔黄燥津少，脉滑实。

治法：泄热通便。

方药：三一承气汤（《时方歌括》）。

大黄 15g（浸水服）　枳实 10g　厚朴 15g　芒硝 10g（后下）　甘草 3g

（二）阳明寒结腹痛

阳虚寒湿素盛之人，过食生冷，寒积肠中，致使胃肠阳气不通。

主症：腹中冷痛，喜温喜按，不欲饮食，口不渴，喜热饮，大便秘结。苔白厚，脉迟或缓。

治法：温通并用。

方药：温脾汤（《时方歌括》）。

干姜 10g　肉桂 6g　附片 15g（久煎）　厚朴 15g　大黄 10g　甘草 3g

（三）太阴寒湿腹痛

素体阳虚，脾湿内盛，复感外寒。或从肤表，或从口鼻，内外合邪。

主症：腹痛胀，痞满不欲饮食，身倦无力。或腹泻，四肢欠温，口渴引热饮。苔白厚，脉缓。

治法：温卫散寒。

方药：柴胡桂枝干姜汤，方见"胃痛"。

（四）少阴寒湿腹痛

素肾阳虚，或外寒直中，寒邪霾灭真阳。

主症：腹痛暴作，头晕目眩，手足逆冷，甚则呕吐清水。苔白厚，脉沉细迟。

治法：温阳散寒。

方药：真武汤，方见"感冒"。

加减法：肢寒冷者，加吴茱萸 3g，肉桂 6g；腰痛者，加小茴香 10g，花椒 6g；呕吐者，加砂仁 6g，半夏 15g。

（五）厥阴寒湿腹痛

厥阴为阴之尽，上火而下水，即上热下寒之经，除多寒热错杂之证外，更多寒湿之病。

主症：腹痛多在小腹及两胁部位，畏寒肢冷，噫气。苔白，脉弦缓。

治法：温经散寒。

方药：当归四逆加吴茱萸生姜汤（《伤寒论》）。

当归 10g　桂枝 10g　白芍 10g　细辛 3g　大枣 4 枚　木通 6g　吴茱萸 3g　生姜 10g　甘草 3g

加减法：兼腰痛者，加小茴香 10g；腹引脐痛者，加艾叶 6g，台乌药 10g；小腹冷痛者，加附片 15g。

（六）食积腹痛

中阳不足之人，暴饮暴食，饮食不消，积蓄肠间，阻塞气机，不通为痛。

主症：噫气，嗳腐吞酸，腹满痛剧，肠鸣，矢气臭，大便不通。苔厚腻，脉滑实有力。

治法：消食通积，保和丸合楂曲平胃散。

方药：

1.保和丸

方见"牙痛"。

2.楂曲平胃散

山楂肉 15g　神曲 15g　麦芽 15g　苍术 10g　厚朴 15g　陈皮 10g　甘草 3g

（七）虫积腹痛

不节饮食及啖有虫之物，或过食腥秽之品，使脾蕴湿盛，从风化虫，阻滞气血，不通而痛。

主症：腹痛鼓包，时涌清涎，嗜食异物，夜卧龄齿。大便不常，消瘦，面部时现异色。舌苔花白，唇色花点。脉不足诊。

治法：驱虫镇痛。

方药：椒梅汤，方见"胃痛"。

辅助疗法：

1. 水熨法：先将老生姜切片，铺腹痛处，隔以布、巾，以暖壶盛鲜开水徐徐熨之，其痛即缓。冷后换水再熨，熨至痛止为度。此法属阴寒腹痛者宜之。

2. 仍以生姜切片，如前法，以熨斗置布上徐徐熨之，其痛立缓，适应范围同上。

3. 艾条灸关元、气海、涌泉、内关、中脘、百会等处，亦效甚著。

〔拨〕

急腹痛证急则治标，以镇痛为主。剧痛时，甜食颇具安虫之效，避免动辄杀虫，虫死腹中，阻碍其他脏器循环，致使气机停滞不通，变生他患。其他寒证腹痛，除用药治疗外，结合现代医学镇痛之药是所必要。中医学中之急救腹痛法以焦葱灼艾，针引阳气，以及火熨、开水熨等法，具有独特之效。

十四、腰痛

腰痛一证有九，即肾虚、风、寒、湿、痰饮、气滞、血瘀、湿热、闪挫的不同，主要症状亦不相同。肾虚痛者，应属虚劳范围，兹不重述。

（一）风寒腰痛
主要是指外感风寒发为腰痛者。

主症：腰痛，恶风寒，头痛身疼。苔白脉浮紧。

治法：祛风散寒。

方药：九味羌活汤（《此事难知》）。

羌活 10g　防风 10g　川芎 10g　苍术 10g　细辛 3g　黄芩 10g　生地黄 15g　白芷 10g　甘草 3g

如偏风湿者，其腰重酸痛，宜发表祛湿，改羌活胜湿汤。

方药：方见"感冒"。

（二）寒湿腰痛
主要是指阳虚内寒，寒从内生，湿从寒化。

主症：腰酸重冷痛，得热痛减，手足欠温，头晕肢倦，骨节疼痛，口不渴，二便调。

治法：温阳散寒，真武汤。

方药：方见"感冒"。

（三）痰饮腰痛
是指素患痰饮之人腰痛。

巴蜀名医遗珍系列丛书

主症：腰痛时作时止，咳吐痰涎，胸痞脘闷，食少，呼吸不利，腹中有声。苔腻，脉滑。

治法：涤痰蠲饮。

方药：桂枝二陈汤，方见"感冒"。

加减法：湿痰盛者，加苍术 10g，薏苡仁 15g，厚朴 15g；痰清稀者，加白芥子 10g，生姜 10g；气逆痰壅者，加紫苏子 10g，郁金 6g。

（四）气滞腰痛

气盛之人情志不畅，逆气郁结脾肾经络之间而致腰痛。

主症：腰背胀痛，噫气腹满，胸胁胀闷，不饥食少，矢气肛坠。舌白，脉弦缓。

治法：理气解郁。

方药：越鞠丸（《丹溪心法》）。

川芎 10g　苍术 10g　香附 10g　栀子仁 10g　神曲 15g

加减法：胸闷食少者，加藿香 10g，厚朴 15g；噫气者加紫苏叶 10g，郁金 6g；小便黄赤者，加茵陈 10g，蚕沙 10g；苔厚者，加山楂肉 15g，莱菔子 10g；腰腹肌肉胀者，加蒺藜子 10g，丝瓜络 30g。

（五）血瘀腰痛

主要是指跌凝闪挫以后，努破脉络致瘀血腰痛者。

主症：腰痛如锥如刺，日轻夜重，转则痛甚，近之则痛剧，二便不利。唇、舌瘀点，脉涩。

治法：活血祛瘀。

方药：身痛逐瘀汤（《医林改错》）。

牛膝 6g　地龙 10g　羌活 10g　秦艽 10g　香附 10g　川芎 10g　当归 10g　桃仁 10g　红花 10g　五灵脂 10g　没药 10g　甘草 3g

（六）湿热腰痛

主要是指湿热体质或外感湿热，郁久不解，传于肾中，发为腰痛。

主症：腰痛重着，午后尤甚。头晕，手足心热，食少肢倦，口渴不引饮。大便溏，小便黄。苔腻黄白，脉缓无力。

治法：清热利湿。

方药：中焦宣痹汤（《温病条辨》）。

杏仁 10g　山栀 6g　赤小豆 15g　薏苡仁 15g　蚕沙 10g　连翘 10g　防己 10g　滑石 15g　半夏 15g

加减法：身热者，加金银花 15g；小便赤者，加茵陈 10g，茯苓皮 15g；苔厚者，加苍术 10g。

〔按〕

腰痛之证，病虽一般，彻底治愈必须本着内科特点辨证论治，不能一见腰痛即认为肾虚。肾虚腰痛属虚证范围，如各地黄丸、肾气丸、左右归丸用之虚证固属有效，若用于暴病或外感风寒湿之腰痛，贻误非轻，后难治愈，甚则肿胀随之而作，变生他患。医者慎之。

十五、胸痛

胸腰病患历代各家附载于其他各种病证当中者多，单独记录者少，我们主要根据临床见证胸痛为多，所以单独提出，以供临床参考。至于《金匮要略》胸痹、心痛，包括在本篇范围辨证治疗。

（一）风寒胸痛

主要是指外感风寒之邪随太阳之经脉内入胸中，冒蔽太阳经气外达，发而为痛者。以太阳之气内出于胸膈，外达于皮肤故也。

主症：头痛身疼，微恶风寒，咳引胸痛。苔薄白，脉浮。

治法：疏风通络。

方药：香苏饮。

香附10g　紫苏叶10g　陈皮10g　甘草3g　秦艽15g　荆芥10g　防风10g　蔓荆子10g

加减法：苔厚者，加苍术10g，厚朴15g；恶寒身痛者，加藿香10g，蒺藜子10g；胸闷胀者，加郁金6g，枳壳10g。

（二）温热胸痛

主症：胸中痞闷而痛，身倦食少，手足心热。大便溏，小便黄。苔舌根白，舌尖红，脉缓无力。

治法：清热除湿。

方药：三香汤（《温病条辨》）。

郁金10g　淡豆豉15g　降香8g　瓜蒌壳10g　枳壳10g　山栀6g　桔梗10g

加减法：噫气者，加台乌药 10g，丝瓜络 15g，紫苏叶 6g；胸闷者，加厚朴花 10g，薏苡仁 15g；舌上瘀点者，加丹参 15g；兼痰者，加贝母 6g，枇杷叶 6g。

（三）痰结胸痛

主症：咳引胸痛，呕吐痰涎，胸脘痞闷，呼吸不利。苔浊腻，脉滑。

治法：利气化痰。

方药：苏子降气汤，方见"哮喘"。

加减法：苔厚者，加白芥子 10g，冬瓜仁 15g，莱菔子 10g；寒痰盛者，加桂枝 10g，沉香 6g；热痰盛者，加川贝母 6g，葶苈子 10g。

（四）气郁胸痛

主症：情志过激之人，胸痛引胁，胀满噫气，攻冲走注，干呕食少，二便失调。苔薄脉弦。

治法：调气行滞。

方药：越鞠丸加味，方见"腰痛"。

加减法：干呕噫气者，加旋覆花 10g，代赭石 15g；胁痛者，加郁金 6g，降香 6g；胸部胀满者，加厚朴 15g，紫苏叶 10g。

（五）瘀血胸痛

凡久病入络或持重、跌仆、闪挫、壅补过甚者属此型。

主症：胸痛如锥刺，大便燥结，唇、舌瘀点，甚则皮下瘀斑，或肌肤甲错，脉涩。

治法：活血祛瘀。

方药：膈下逐瘀汤（《医林改错》）。

五灵脂 10g　当归 10g　川芎 10g　桃仁 10g　牡丹皮 10g　赤芍 10g
台乌药 10g　延胡索 10g　香附 10g　红花 10g　枳壳 10g　甘草 3g

（六）寒湿胸痛

所谓寒湿，是指胸阳不足之人寒湿内盛，既非外寒入侵。又非下焦阴寒上逆之证。

主症：胸痛掣背，背痛掣胸，泛吐清水，胸痞胀闷。苔白脉缓。

实痛者，兼见心下痞塞，胁下逆抢心。

治法：通阳宣痹。

方药：瓜蒌薤白桂枝汤（《金匮要略》）。

瓜蒌实 10g　薤白 15g　枳实 6g　桂枝 10g　厚朴 15g

虚痛者，兼见心悸，短气自汗，四肢逆冷，倦怠少气，脉象细弱，或腹泻便溏。

治法：温中助阳。

方药：桂枝人参汤（《伤寒论》）。

桂枝 10g　人参 10g　干姜 10g　白术 10g　甘草 3g

十六、胁痛

胁痛从病名来说，是局部的一个症状；从病因来说，不外风、湿、饮、气、血阻滞胁下经络，不通而为痛；从病机来说，涉及范围颇广，中医学的悬饮、癥瘕、痃癖、胁痛、肋疽、肝痈、部分疝证等，以及现代医学的急慢性肝炎、急慢性胆囊炎、胆结石、肝脾大、肝硬化、胰腺炎、肝脓肿、胸腔积液均可涉及肝经络脉，发生胁痛，所列诸证均在各个病种当中进行辨治。本篇重点就胁痛为主证，以病因分型进行辨证治疗。

（一）风寒郁滞

主症：呼吸胁痛，或头晕重痛，微恶风寒。口中和，二便无异。苔薄白，脉浮。

治法：和解表里。

方药：柴胡桂枝汤（《伤寒论》）。

柴胡 10g　黄芩 10g　半夏 15g　人参 10g　桂枝 10g　白芍 10g
生姜 10g　大枣 4 枚　甘草 3g

（二）悬饮内痛

素患痰饮之人，痰积胁下。

主症：胁胀疼痛，咳唾引痛，转侧不利，咳吐痰涎，不能平卧。苔白，脉弦滑。

治法：攻下逐饮，轻证用控涎丹，重证用十枣汤。

巴蜀名医遗珍系列丛书

方药：

1. 控涎丹（《三因极一病证方论》）

甘遂 10g　大戟 10g　白芥子 10g

2. 十枣汤

方见"咳嗽"。

（三）湿热阻遏

湿热体质，中阳不运，积滞中焦，流注胁下，阻碍经络。

主症：胁肋胀痛，头晕重，目如蒙，手足心热，胸闷不饥，食少。小便黄赤，大便不调。苔腻黄白，脉缓无力。

治法：理脾清肝，轻证用越鞠丸，重证用丹栀逍遥散。

方药：

1. 越鞠丸

方见"腰痛"。

2. 丹栀逍遥散

方见"头痛"。

加减法：苔厚者，以苍术易白术；痛甚者，二方均可加郁金 6g，金铃子（川楝子）10g，延胡索 10g。

上两方既可单用，也可合用。

（四）肝气郁结

主症：胁下胀痛，脘腹痞闷，噫气，肠鸣食少，二便不调。苔薄脉弦。

治法：疏肝解郁。

方药：柴胡疏肝散（《景岳全书》）。

柴胡 10g　枳壳 10g　白芍 10g　川芎 10g　香附 10g　甘草 3g

加减法：根据各兼见症状，可变通加减。

（五）瘀血内阻

主症：胁下刺痛，日轻夜重，或胁下痞硬，或局部肌肤甲错，或唇、舌、皮肤瘀点。大便燥结。舌红少苔，脉涩。

治法：活血化瘀。

方药：膈下逐瘀汤，方见"胸痛"。

辅助疗法：

1. 热敷法　以热开水浸毛巾敷患处。

2. 温熨法　香附子 250g，荞麻子 250g，盐 250g，陈艾叶 60g 等。捣碎炒热，用布包好，缓熨患处。熨时只选一味即可，止痛效果甚佳。

3. 白矾 1.5g，化冷开水服。

4. 金铃子散适量（金铃子 10g，延胡索 10g）。

5. 香连丸适量（广木香 6g，黄连 6g）。

6. 左金丸适量（吴茱萸 3g，黄连 6g）。

7. 失笑散适量（蒲黄 15g，五灵脂 10g，煎水服）。

8. 独圣散（山楂 10g，童便 50g，白糖适量，方内原马通之药系白马尿，不易得，故以童便代之）。

十七、失音

人之声音，即阴中之生气所出，也就是说，气根于肾而出于肺，故失音症状不但与肺肾有关，更有寒热之不同。除一般感冒风寒和风热郁闭肺气最易失音以外，更有寒中少阴及过用寒凉药与阴柔药，冒蔽肾中之阳气生发，亦多失音。医者应严格掌握病因和辨证用药，免致失音症状发生，形成终身不治。

（一）风寒失音

主症：声嘶甚至失音，头疼身痛，微恶风寒，鼻塞清涕，微咳，咳声重浊，吐清涎。苔白，脉浮紧。

治法：疏风散寒。

方药：杏苏散，方见"感冒"。

（二）风热失音

主症：咳声嘶哑，喷嚏清涕，多泪，口微渴。舌尖红，苔薄，脉浮数。

治法：疏风清热。

方药：翘荷汤，方见"肺痈"。

（三）寒中少阴失音

主症：声嘎，外无表证，内无里证。苔白，脉沉缓或迟。

治法：温阳散寒，轻则甘草干姜汤，中用半夏散及汤，重用四逆汤。

方药：

1. 甘草干姜汤

方见"肺中冷"。

加减法：或改干姜为炮姜，变辛为苦。

2. 半夏散及汤

方见"咽喉痛"。

3. 四逆汤（《伤寒论》）

附片 15g（久煎）　干姜 10g　甘草 3g

（四）热闭少阴失音

本型失音是指一切温病后期，阴伤过极，生气绝根，又及虚劳后期，肺肾气竭发为失音者。

主症：声哑，口渴饮凉，潮热盗汗，身体瘦削，便结溺赤。舌红无苔，脉细数。

治法：滋阴清热。

方药：加减复脉汤（《温病条辨》）。

炙甘草 10g　麦冬 15g　阿胶 6g（烊冲）　火麻仁 10g　白芍 10g 生地黄 15g

加减法：口渴者，加天花粉 10g；咳嗽者，加枇杷叶 10g；汗多者，加浮小麦 30g，牡蛎 30g；便结者，加肉苁蓉 30g，淡菜 30g；火旺刑金者，加天冬 15g，玄参 30g；失眠者，加鸡子黄 1 枚，枣仁 15g；骨蒸者，加地骨皮 30g，白薇 10g。

巴蜀名医遗珍系列丛书

〔**按**〕

失音除虚劳、温病外，本属小病，虽兼咽喉微痛，用药宜轻，以疏风散寒，祛风清热即可，不能一见失音，就消炎清热，或苦寒泻火，或养阴润燥等。因初起邪尚在表，一开即解；如果过用清凉阴柔药物，引邪深入，邪随药物深入内闭，反使声音久难出。

十八、虚劳

虚劳的名称，历代医籍记载有虚劳、虚损、劳损三种，实际是同一个病，都是从病因方面来定的名。所谓虚劳，是说人体先虚再加过度劳累，而后发病；所谓虚损，是先因虚而病，损及五脏；所谓劳损，是先因劳伤过度，而损害五脏。故所以虚劳病患不但病因复杂，而症状更为复杂，一般治疗，疗程长，临床收效亦缓，如果辨证不清，遣方用药失当，护理不力，病人不遵医嘱，饮食不节，每多预后不良。

虚劳病证纵然庞杂，终不离辨证论治，先究病因，后识病理，仍须急则治标，缓则治本。有表证者，先解表证；有里证者，先清里证；舌苔白厚，饮食欠佳，先治舌苔；以运脾和胃为主，新病治后再治本病。

本病起因，《内经·素问》虽有五劳、七伤、六极之记载，都是以虚劳的病因和后期损伤程度及部位的不同而定的名，至于具体治疗，可以按照五脏分型辨证，选方用药。

（一）心阳虚

主症：头晕心悸，身倦神疲，呼吸短气，或咳嗽，面色白。苔白，脉缓或迟。

治法：温阳散寒。

方药：茯苓桂枝白术甘草汤，方见"咳嗽"。

加减法：咳吐涎沫者，加半夏15g，生姜10g；气逆者，加厚朴15g，杏仁10g；食少者，以苍术易白术，加砂仁6g；头晕甚者，加附片15g；心悸失眠者，加龙骨15g，牡蛎15g。

（二）心阴虚

主症：心悸怔忡，烦躁失眠，口渴，颧红盗汗，手足心热。舌红少苔，脉细数。

治法：养血滋阴。

方药：天王补心丹（《摄生总要·摄生秘剖》）。

玄参 15g　丹参 15g　人参 10g　天冬 15g　麦冬 15g　生地黄 15g　当归 6g　桔梗 10g　五味子 6g　柏子仁 10g　朱砂 10g　远志 6g　茯苓 15g　酸枣仁 15g

（三）心阴心阳两虚

主症：头晕心悸，失眠怔忡，脉结或代。

治法：养血复脉。

方药：炙甘草汤（《伤寒论》）。

炙甘草 10g　麦冬 15g　阿胶 10g（烊冲）　火麻仁 10g　大枣 4 枚　生地黄 15g　生姜 10g　人参 10g　桂枝 10g

加好酒少许同煎。

（四）肝阴虚（包括血虚内热）

主症：头痛耳鸣，烦躁易怒，惊悸梦惕，乍热，妇女月事不调。舌红苔少，脉弦数。

治法：养血柔肝。

方药：补肝汤（《医宗金鉴》）。

熟地黄 15g　白芍 10g　当归 6g　川芎 10g　木瓜 10g　酸枣仁 15g　炙甘草 3g

加减法：有瘀血者，以赤芍易白芍；兼气虚者，加人参 10g，黄芪 15g；气燥血热者，加知母 10g，黄柏 10g；血虚，寒热往来者，加柴胡 10g，牡丹皮 10g，栀子 6g；血虚，不恶寒者，加地骨皮 10g，牡丹皮 10g。

（五）脾阳虚

主症：头晕身倦，手足欠温，脘腹痞闷，不饥食少，面色不华，便溏苔白，脉缓无力。

治法：温中健脾。

方药：理中汤（《伤寒论》）。

人参 10g　干姜 10g　白术 10g　炙甘草 3g

加减法：食少，吐痰呕恶者，加砂仁 6g，半夏 15g；腹满者，加厚朴 15g，茯苓 15g；胃、胁牵痛者，加丁香 6g，吴茱萸 3g；苔厚者，以苍术易白术，改干姜为炮姜；兼噫气者，加藿香 10g，白豆蔻 6g；腹痛便溏、心悸者，加桂枝 10g；脾气虚者，改用参苓白术散为主。

（六）脾阴虚

主症：心悸怔忡，不安眠，口渴不饥，常发甜，大便燥结。舌红苔少，唇干，脉细数。

治法：养阴益脾。

方药：人参乌梅汤（《温病条辨》）。

人参 10g　乌梅 10g　莲米（莲子）10g　山药 15g　木瓜 10g　炙甘草 3g

加减法：或加生地黄 15g，麦冬 15g，金银花 15g。

脾脏虚劳极为复杂，不同于他经病变，不但与胃相表里，与肺也有极大关系。以脏腑生成而论为土生金，发生病变有脾肺气虚，有心脾血虚，有脾肾阳虚。脾肺气虚者，以正元丹为主，即四君子汤加山药15g，黄芪15g，达到补土生金的作用；心脾血虚者，以归脾汤为主；脾肾阳虚者，以附子理中汤为主。

（七）肺气虚

主症：面色㿠白，少气懒言，身倦无力，食少，大便坠。苔薄白，脉弦。

治法：补肺益气。

方药：正元丹（《时方歌括》）。

人参15g　白术10g　茯苓15g　黄芪15g　山药15g　甘草3g

加减法：汗多者，加百合30g，浮小麦30g，牡蛎30g；食少者，加谷芽15g，砂仁6g。

（八）肾阳虚

主症：头晕畏寒，背冷尤甚，肢冷神疲，腰痛耳鸣，少气懒言，夜尿多。苔白厚，脉沉微。

治法：温阳补肾。

方药：安肾汤（《温病条辨》）。

附片15g　鹿茸10g（或鹿角片24g）　大茴香（八角茴香）10g　苍术10g　茯苓15g　胡芦巴10g　菟丝子10g　补骨脂10g　韭菜子10g

偏肾气虚者，寒象不如肾阳虚明显，治宜补益脾肾。

方药：双补汤（《温病条辨》）。

人参 10g 山药 15g 茯苓 15g 莲米 10g 肉苁蓉 15g 补骨脂 10g 枣皮（山茱萸）10g 五味子 6g 巴戟天 18g 菟丝子 10g 覆盆子 10g 芡实 10g

肺肾气虚者，证治参"哮喘"篇，方选黑锡丹。

（九）肾阴虚

主症：形体消瘦，午热盗汗，腰酸耳鸣。男子遗精，女子漏下。腿软无力，心烦口渴。舌红苔少，脉虚数。

治法：填精补髓。

方药：左归丸（《景岳全书》）。

熟地黄 15g 山药 15g 枣皮（山茱萸）10g 枸杞子 15g 菟丝子 15g 龟胶 6g（烊冲） 牛膝 6g 鹿角胶 10g（烊冲）

〔按〕

虚劳病患涉及各脏，与多种疾病互有联系，不可绝然分证用药。如虚劳后期损及各脏腑，或阴虚干血化虫之痨瘵相互关联。在治虚劳的各型当中，重点在虚劳则按虚劳治，重点在痨瘵则按痨瘵治。如肺阴虚、肺肾阴虚等即在痨瘵中论治，此不赘述。

巴蜀名医遗珍系列丛书

十九、痨瘵

痨者，败也。痨瘵即虚劳后期引起气、血、津液及脏、腑各个器官肌肉组织变化，达到阴虚干血化虫，发生败坏，故曰痨瘵。它与现代医学诸多结核病证有关。

痨瘵的治疗，除诸多兼证参各病种辨证施治外，具体辨治分三型。

（一）干血型

主症：干咳无痰，甚则咳血，手脚心热，肌肤甲错，肌肉消瘦，口渴心烦，食少不眠。舌红少苔，脉细数。

治法：祛瘀生新，缓中补虚。

方药：大黄䗪虫丸（《金匮要略》）。

大黄 15g　黄芩 10g　桃仁 10g　杏仁 10g　白芍 15g　生地黄 15g　干漆 10g　虻虫 10g　水蛭 10g　蛴螬 15g　䗪虫 10g　甘草 6g（有成药）

（二）骨蒸型

主症：具干血型症外，以骨蒸为主，午夜尤甚，男子失精，女子梦交，经水适断，口舌生疮。

治法：清骨除蒸。

方药：柴胡清骨散（《医宗金鉴》）。

银柴胡 10g　秦艽 10g　知母 10g　炙甘草 3g　黄连 6g　鳖甲 15g　青蒿 10g　地骨皮 10g　韭菜汁 1 小酒杯　猪脊髓 30g　猪胆汁 15g　童便 50g

（三）虚热型

主症：除具干血型症状外，以骨蒸晡热盗汗为主。

治法：补虚除痨。

方药：黄芪鳖甲散（《医宗金鉴》）。

黄芪 15g　生地黄 15g　赤芍 10g　人参 10g　桂枝 10g　秦艽 10g
柴胡 10g　炙甘草 3g　知母 10g　桑白皮 10g　紫菀 10g　地骨皮 10g　天
冬 15g　半夏 15g　茯苓 15g　桔梗 10g　鳖甲 15g

二十、吐血

吐血原因较多，凡盛怒气逆，肝火乘胃；不节饮食，胃气伤残；跌仆持重，努破脉络；凉药过度，虚寒内生等。总属血不归经，逆于胃中而吐出者，名为吐血。大凡吐血者，或多兼大便色黑。

（一）肝火乘胃

主症：烦躁易怒，胸胁胀痛，吐血鲜红，其势急迫，口苦咽干，或咳。舌红少苔，脉弦数。

治法：清肝泻火。

方药：柴胡清肝散（《医宗金鉴》）。

银柴胡 10g　生地黄 15g　赤芍 10g　龙胆草 10g　连翘 10g　焦栀 10g　青皮 10g　胡黄连 10g　甘草 3g　灯心草 3g　竹叶 10g

肝脾虚热，除上症外，兼食少神疲者，宜清热疏肝。

方药：丹栀逍遥散，方见"头痛"。

（二）饮食不节

主要是饮食过度，过量饮酒，嗜食辛辣厚味及不洁饮食中毒后引起的。

主症：吐血暴急，血色鲜红或紫黯，混有食物。胃脘疼痛，噫气烦躁。苔腻，脉滑实。

治法：清胃行滞，连翘赤豆饮合保和丸。

方药：

1. 连翘赤豆饮

方见"咳嗽"。

2. 保和丸

方见"牙痛"。

（三）跌打损伤

凡跌仆负重，杖伤等努破脉络者。

主症：身体内外疼痛，吐血连绵，血色黯淡，饮食不下。大便秘结色黑，小便赤少。舌瘀脉涩。

治法：活瘀止血，吐血急骤者，花蕊石散；吐血缓者，十灰散。

方药：

1. 花蕊石散（《十药神书》）

花蕊石 60g

烧红透，冷却碾末，童便调服。

2. 十灰散（《十药神书》）

大黄 15g　大蓟 30g　小蓟 30g　焦栀 10g　白茅根 30g　茜草根 6g 侧柏叶 15g　荷叶 15g　棕榈灰 10g　牡丹皮 10g

煎水服，另有成药。

（四）虚寒吐血

主症：吐血，血色乌黑或血块。口渴，大便不结，尿不黄赤。面色不荣。舌淡苔白，脉缓。

治法：温阳和血，急者，侧柏叶散；缓者，甘草干姜汤。

方药：

1. 侧柏叶散（《金匮要略》）

侧柏叶 15g　艾叶 6g　干姜 10g

煎水，童便 6g 兑服（原方为马通汁）。

加减法：可加藕节 60g。

2. 甘草干姜汤

方见"肺中冷"。

加减法：可加艾叶 6g，改干姜为炮姜，变辛为苦。

辅助疗法：

1. 童便半碗，趁热服，以清亮者为佳。

2. 生韭菜汁 60g，一次服。

3. 云南白药，按说明服。

〔**按**〕

吐血本不应止，为了留人治病，在抢救中可急则治标。

二十一、咳血

咳血，出血部位在肺，血随咳而出。多因咳甚损伤肺络；过食辛燥，过用热药；气郁化火，肝火犯肺；他病后期，肺阴枯竭；劳伤过度等所致。现代医学的肺结核出血、支气管扩张出血等呼吸道出血属本证范畴。

（一）外感咳甚，肺络扩张

主症：咳嗽，痰中带血。喉中发痒，呼吸不利或胸痛。苔薄白。偏风寒者，微恶风寒，脉浮缓；偏风热者，发热口渴。舌边尖红，脉浮数。

治法：疏风宁肺，降逆止咳，偏风热者，桑杏汤；偏风寒者，苏子降气汤。

方药：

1. 桑杏汤。

方见"肺痈"。

加减法：痰多者，加瓜蒌壳10g；血甚者，加茅草根30g，侧柏叶10g；口渴者，加天花粉10g。

2. 苏子降气汤

方见"哮喘"。

加减法：痰多者，加冬瓜仁15g，川贝母6g；风寒化燥者，加菊花15g，荆芥10g；血多者，加仙鹤草30g，侧柏叶13g。

（二）嗜食辛燥及过用热药

主症：咳嗽带血，血色鲜红，口燥咽干，便结溺赤。舌红少苔，脉细数。

治法：清胃养肺。

方药：沙参麦冬汤，方见"肺痈"。

加减法：久热者，加地骨皮 10g；久咳者，加川贝母 10g，芦根 15g。

（三）气郁化火，木火刑金

主症：咳血，口燥咽干，胸胁引痛，烦躁易怒，头晕目眩，便结溺赤。舌红苔少，脉弦数。

治法：泻火清肺，轻则泻白散，重则四生丸。

方药：

1. 泻白散（《小儿药证直诀》）

桑白皮 10g　地骨皮 10g　粳米炒黄 30g　甘草 3g

2. 四生丸（《妇人良方》）

生地黄 30g　侧柏叶 15g　艾叶 6g　荷叶 15g

加减法：可酌加茜草根 6g，仙鹤草 30g，茅草根 30g，牡丹皮 10g。

（四）他病后期，损阴耗血

主症：咳血头晕，心烦悸，五心烦热，潮热盗汗，腰酸耳鸣。舌红少苔，脉细数。

治法：生津滋液。

方药：生脉地黄汤（《医宗金鉴》）。

人参 10g　麦冬 15g　五味子 6g　生地黄 15g　山药 15g　枣皮（山茱萸）10g　泽泻 10g　茯苓 10g　牡丹皮 10g

加减法：火旺者，加知母 10g，黄柏 10g，即合入知柏地黄汤。出血甚者，选加地骨皮 10g，棕榈灰 10g，血余炭 10g，怀牛膝 6g，藕节 30g。

（五）劳伤过度，努破脉络

主症：凡积劳未息，挣伤之轻证者，咳嗽带血，或血随唾出，或随咯而出，口带腥秽，呼吸隐痛，脉涩。

治法：导血归经，急则治标，以止血为主，选用生脉地黄汤、云南白药或十灰散。

方药：

1. 生脉地黄汤

方见"他病后期，损阴耗血型"。

2. 云南白药

有成药。

3. 十灰散

方见"吐血"。

〔按〕

咳血，急慢性病均可引为是证，尤咳血证中常兼见咯血、唾血，与咳血极相混似，不过邪伤部位不同，故症状也各不相同。咳血是血从肺中而出，咯血是血从喉间而出，唾血是血随唾液而出。勿论血出何部，均可参照咳血辨治。至于大出不止者，当中西医结合进行抢救。大凡血证，脉沉细者吉，脉浮大芤者危。

二十二、衄血（肌、鼻、齿、舌衄）

衄血证，是临床常见的病，《伤寒》说：阳络伤，血并督脉而出，则为衄血。出血部位，最多而常见的有肌衄（紫癜风），现代医学称为皮下出血（过敏性紫癜、血小板减少性紫癜等）；有鼻衄，俗名流鼻血，除女科逆经，现代医学称为代偿性出血以外，其他都属于病态；有齿衄，又称牙齿出血、牙宣；有舌衄，又称舌条出血。这些病因，一般热证居多，也有少数属寒证的衄血。这些出血的病机，都是邪并督脉之阳气上逆，放血从清窍而出。除上述四种常见多发证以外，另有极少数的病，因病位不同，血从耳心里出叫耳衄，血从眼中出的叫目衄；个别因身遭意外，如大震、大压、跌仆等伤残后九窍一并出血者，称为大衄，属危急抢救范围，预后不良。

（一）肌衄

主症：周身皮肤斑点不一，不过有上、下、内、外的不同，凡上半身及手足外侧多者属邪在阳分，气分；凡下半身及手足内侧多者属邪在阴分、血分。凡斑成块成片者，邪多在肌肉之内；凡点为颗粒状者，邪多在络脉。周身斑点鲜红者，属热盛；斑点青紫者，多风夹湿热；兼风者，身必发痒。

治法：偏热盛者，泄卫透营，清营汤；偏风热者，疏风清热，银翘散。

方药：

1.清营汤（《温病条辨》）

玄参15g　丹参10g　生地黄15g　麦冬15g　犀角3g　黄连6g　金

银花 15g　连翘心 10g　竹叶心 20 根

加减法：去丹参，加牡丹皮 10g 更妥。

2. 银翘散

方见"感冒"。

加减法：热盛者，加牡丹皮 10g，焦栀子 10g，紫草 10g；风盛者，加僵蚕 10g，红浮萍 30g；夹湿者，加地肤子 10g，地龙 10g。

（二）鼻衄

主症：风热壅肺者，高热头晕，鼻血不止，口渴心烦。舌上少苔，脉浮大数。

治法：疏风清热。

方药：银翘散加味，方见"感冒"，加茅草根 30g，侧柏叶 15g，焦栀子 10g。

肝火乘肺者，脉弦大数。

治法：清热凉血。

方药：犀角地黄汤（《备急千金要方》）。

犀角 3g　生地黄 16g　白芍 10g　牡丹皮 10g

（三）齿衄

本证临床分两类。

1. 胃火上壅

主症：血从齿龈出者，以牙龈属阳明胃经所络，燥气主之。牙龈红肿，灼热疼痛，口渴心烦，便结溺赤。脉数实有力。

治法：清胃泻火。

方药：温胆汤加味，方见"头痛"，加金银花 15g，连翘 10g，栀子 6g，露蜂房 30g，地骨皮 10g。

2. 肾虚火炎

主症：血从牙心出者，以齿为骨之余，肾主骨，故血从齿出。牙龈不红、不肿、不痛，惟齿松动。

治法：滋阴降火。

方药：知柏地黄丸加味，方见"牙痛"，加龟板 30g。

（四）舌衄

主症：舌乃心之苗，为心脾开窍，舌上出血，口舌疮疡，舌体强痛，心烦，口渴咽干。舌红少苔，脉细数。

治法：泻火补水。

方药：导赤散加味（《小儿药证直诀》）。

生地黄 15g　木通 6g　淡竹叶 10g　甘草 3g

加栀子 10g，金银花 15g，茵陈 10g，连翘 10g，牡丹皮 10g。

（五）寒证衄血

主症：血色不鲜，口不渴，尿不黄。舌淡苔白，脉缓。

治法：温阳止血。

方药：柏叶散，方见"吐血"。

加减法：可加阿胶 6g，烊冲。

辅助疗法：

1. 凉水，拍后颈窝。

2. 针刺少商穴（手大指内侧）。

3. 用小管吹耳心，左衄吹右，右衄吹左，缓缓吹气。

4. 茅草根，煎水服。

5. 芦根 60g，煎水服。

6. 竹叶心 1 把，煎水服。

7. 棕榈灰，调醋服。

巴蜀名医遗珍系列丛书

二十三、便血

便血是指大便出血。便血症状不但有内、外之分，其病因更有寒、热之别，还有近血和远血的不同。就内科来说，有肠风，有脏毒。肠风、脏毒一般来自肠间，有来自胃腑的，有来自脾不统血的寒湿病。肠风多热证，脏毒多寒证。先便后血为远血，先血后便为近血。

（一）肠风下血

素体阳热或辛热饮食、药物过量，风热壅遏于大肠，灼伤肠络。

主症：下血如溅，血色鲜红，肛坠痛，口渴心烦，便结溺赤。舌红苔少，脉数大。

治法：疏风清热。

方药：槐花散（《医宗金鉴》）。

槐花 10g　侧柏叶 15g　黄连 6g　枳壳 10g　荆芥穗 10g　乌梅 10g

加减法：或加僵蚕 10g，合入济生乌梅丸；肛坠甚者，加葛根 15g；大便不爽者，加马齿苋 60g，地榆 10g。

（二）脏毒

脾与胃同居中焦，属土，脾是己土、阴土、湿土；胃是戊土、阳土、燥土。脾土过湿，赖胃之燥气以温煦之；胃土过燥，赖脾之湿气以濡润之，使燥湿平衡，互不偏盛，素体湿热之人，平时嗜食辛香厚腻之物，或他病过补，聚湿生热，蕴于肠间，腐蚀肠络而成便血。如湿热从阳明化燥，则从湿热论治；如湿热从太阴化寒，则从寒湿论治。

1. 从阳明化燥者

主症：下血秽暗，或腹痛，大便腥臭，小便浑浊，食少，面色不华。苔白，脉缓或数。

治法：清热除湿，连翘赤豆饮合茯苓皮汤。

方药：

（1）连翘赤豆饮

方见"咳嗽"。

（2）茯苓皮汤（《温病条辨》）

茯苓皮 15g　薏苡仁 15g　大腹皮 10g　猪苓 10g　淡竹叶 10g　通草 3g

加减法：加金银花 15g。

2. 从太阴化寒者

主症：下血紫黯，腹部隐痛，神倦懒言。舌淡，脉细无力。

治法：温阳止血，轻证用桂枝人参汤，重证用黄土汤。

方药：

（1）桂枝人参汤

方见"胸痛"。

加减法：改干姜为炮姜，变辛为苦，改白术为苍术。

（2）黄土汤（《金匮要略》）

甘草 6g　干地黄 15g　炒白术 10g　附片 15g（久煎）　阿胶 6g（烊冲）　黄芩 10g　灶心土 60g（如无，用黄泥巴搅水，取澄清水熬药）

（三）痔疮下血（内痔、外痔、肛裂、肛瘘）

主症：肛坠痛、灼热，时时下血，偏热者，苔黄脉数；偏寒者，苔白脉缓。

治法：偏寒偏热均按脏毒用药，如偏热甚，下血过多，应以止血为主，济生乌梅丸、十灰散均可选用。

方药：

1.济生乌梅丸（《济生方》）

乌梅 10g　白僵蚕 10g　醋（兑服）

2.十灰散

方见"吐血"。

辅助疗法：

1.血余炭 30g，醋调，分 3 次服。

2.棕榈灰 30g，醋调，分 3 次服。

3.百草霜（即烧柴草灶的锅底烟子）30g，醋调，分 3 次服。

4.洗痔疮法　大头火葱 500g，连叶、头、根洗净捣烂，用大沙罐熬成浓汁，滤去渣，分 4 次，每晚 1 次或每日 2 次，洗时每次加芒硝 3g，搅匀，乘热坐浸洗之，镇痛、消炎疗效颇佳。

二十四、溺血

溺血属肾病，血从精窍而出。它与尿血有部位的不同，血从膀胱尿道而出者，称为尿血。尿血属于五淋中的血淋证，另有专论，这里只作鉴别。溺血有病因的不同，如挣伤、跌仆损伤、殴伤等属外伤范围，本篇只就内科溺血辨证施治。

（一）肝热郁滞

肝热郁滞，疏泄太过，逼血下陷少阴肾经。

主症：溺血鲜红，尿道无刺痛，心烦口渴。舌红苔少，脉弦数。

治法：清肝养血。

方药：柴胡清肝汤（《医宗金鉴》）。

柴胡 10g　生地黄 15g　赤芍 10g　川芎 10g　当归 6g　牛蒡子 10g　黄芩 10g　栀子 6g　连翘 10g　防风 10g　甘草 3g　天花粉 6g

（二）肝血郁滞

病机同上。

主症：溺血乌黯或紫块。舌色紫黯，脉细涩。

治法：调肝养血。

方药：牛膝四物汤（《医宗金鉴》）。

生地黄 15g　白芍 10g　川芎 10g　当归 6g　牛膝 6g

〔按〕

除本篇所述外，尚有部分虚劳溺血，可参"虚劳篇"辨证施治。

巴蜀名医遗珍系列丛书

二十五、心悸与怔忡

心悸和怔忡，两者的症状略有不同，不过是轻重之分，它们的程度都有虚实。不因惊恐而心跳不安者为心悸，因惊恐而心跳动甚者为怔忡。两者的治法没有大的区别，其证型有因水气凌心而心下悸者，又有冲疝上冲于心者，有心神虚弱而心悸不安者，有大惊大恐而心悸者。

（一）水气凌心

主要是指素患水饮之人。

主症：头晕目眩，心悸，咳吐冷沫，面黑唇绀，甚则脚跗浮肿。苔白滑，脉滑。

治法：温阳化水，轻证用茯苓桂枝白术甘草汤，重证用真武汤。

方药：

1. 茯苓桂枝白术甘草汤

方见"咳嗽"。

2. 真武汤

方见"感冒"。

加减法：水气上冲者，加龙骨 30g，牡蛎 30g；肾气上冲者，加胡芦巴 10g，补骨脂 15g，益智仁 10g。

（二）冲疝气逆

主症：冲气上逆，心悸，腹引脐痛。唇舌紫黯，苔白，脉弦缓。

治法：温经散寒。

方药：椒桂汤（《温病条辨》）。

川椒 6g　桂枝 10g　高良姜 10g　柴胡 10g　吴茱萸 3g　小茴香 10g　陈皮 10g　青皮 10g　生姜 10g

（三）胆胃气逆

主症：心悸怔忡，头晕重痛，目眩，失眠多梦，心烦呕恶，口渴苔黄白，大便干燥，脉数。

治法：和胃降胆。

方药：温胆汤，方见"头痛"。

（四）大恐气逆

主要是指耳闻异声，目睹异状，大惊大恐，逆乱心神者。

主症：心悸怔忡，神志恍惚，语无伦次，痰涎壅盛。舌苔黄白，脉滑数。

治法：镇心安神。

方药：生铁落饮（《医学心悟》）。

天冬 15g　麦冬 15g　贝母 6g　胆南星 10g　橘红 10g　远志 6g　石菖蒲 6g　连翘 10g　茯苓 15g　茯神 15g　玄参 15g　钩藤 10g　丹参 15g　朱砂 18g（冲服）　生铁落 30g

（五）心神衰弱

主症：心悸神疲，失眠多梦，二便不调，懒言少气，舌淡食少，脉虚。

治法：养心安神。

方药：天王补心丹，方见"虚劳"。

加减法：苔腻食少，先治舌苔，再行补虚。怔忡甚者，加朱砂 10g，分次冲服，灶心土 60g，澄水煎药。

辅助疗法：

1. 蜡白 3g，蒸鸡蛋服，每日 1 次。有补心安神之功，虚证更效。

2. 猪心脏 1 个（炖熟，切片），朱砂 10g，蘸朱砂服。

3. 朱砂安神丸（有成品药）。

二十六、失眠

失眠又称不寐，不得卧，不得瞑。失眠证的原因虽多，归纳之不外虚和实两种类型。所谓虚，是指先天不足，或久病后期引起心脾血虚，或心肾虚弱，发为心肾不交而失眠；所谓实，不外湿痰阻中或饮食不节引起胃不和则卧不安。中医学的失眠，属现代医学的神经衰弱范畴。不过治疗有阳虚和阴虚的不同，兹分治如下：

（一）心脾血虚

主症：失眠少寐，神倦食少，短气懒言，面色不华，形体消瘦，甚则惊悸怔忡。舌淡少苔，脉弱。

治法：补益心脾。

方药：归脾汤（《济生方》）。

黄芪 15g　白术 10g　人参 10g　当归 6g　茯神 15g　远志 6g　酸枣仁 15g　木香 6g　龙眼肉 10g　炙甘草 3g

（二）心肾不交

有阳虚和阴虚的不同。所谓阴虚，是指心肾阴血不足；所谓阳虚，是指阳虚内寒，阴气阻滞，致使水火不交。

1. 心肾阴虚

主症：心烦失眠，心悸耳鸣，头晕目眩，腰膝酸软，失精梦交。舌红苔少，脉细数。

治法：养阴安神。

方药：生脉地黄汤，方见"咳血"。

2. 心肾阳虚

主症：失眠心悸，头晕目眩，畏寒肢冷，口不渴，或喘咳痰涎。舌白，脉沉缓。

治法：温阳散寒。

方药：真武汤，方见"感冒"。

（三）湿痰阻中

主要是指素患痰饮之人。

主症：失眠，咳吐痰水，或喘咳短气，或面浮肢肿，头晕心悸，脘闷食少，苔白厚腻，脉滑。

治法：温阳化痰。

方药：茯苓桂枝白术甘草汤，方见"咳嗽"。

加减法：咳嗽、食少者，加半夏15g，砂仁6g，生姜10g；喘者，加厚朴15g。

属痰热阻滞者，咳吐稠痰，苔黄厚腻，治宜清化热痰。

方药：黄连温胆汤（《备急千金要方》）。

半夏15g　陈皮10g　茯苓15g　甘草3g　枳实6g　竹茹15g　黄连6g　大枣4枚

加减法：可去大枣，加瓜蒌壳10g，郁金6g，川贝母6g，冬瓜仁15g。

（四）饮食阻中

主症：失眠多梦，痞胀噫气，食少，大便不调。苔浊腻，脉滑而短。

治法：和胃导滞。

方药：保和丸，方见"腹痛"。

巴蜀名医遗珍系列丛书

二十七、耳鸣

耳鸣症状，临床上颇为多见。具体说来，分虚和实两大类型。所谓虚者，是指老年肾气衰惫与久病或大病之后，肾气不荣所引起。所谓实者，是指大怒气逆，或其他肝胆郁热，导致胆气不舒所引起。肾开窍于耳，但胆经绕耳循行。

（一）肾气虚弱

主症：头晕耳鸣，腰脊酸软，腿重无力，神疲嗜睡。舌淡苔白，脉缓无力。

治法：温肾补气。

方药：肾气丸（《金匮要略》）。

附片 15g（久煎） 桂枝 10g 干地黄 15g 山药 15g 枣皮（山茱萸）10g 泽泻 10g 茯苓 15g 牡丹皮 10g

加减法：便结者，加肉苁蓉 15g，郁李仁 15g；夜尿多者，加益智仁 10g，枸杞子 15g；大便溏者，加补骨脂 15g，赤石脂 30g；阴虚耳鸣者，去桂、附，加枸杞子 15g，菊花 15g，或加海参 30g，淡菜 30g。

（二）胆气郁滞

主症：耳鸣头晕，睡眠多梦，时惊惕，或心烦悸，目眩口渴。苔少，脉缓右大。

治法：和胆降逆。

方药：温胆汤，方见"头痛"。

加减法：中虚者，以枳壳易枳实；失眠多梦者，加白芍 10g，郁李仁 15g；惊悸者，加黄连 6g，牡蛎 18g，夜交藤（首乌藤）30g；痰多者，以竹沥易竹茹，加胆南星 15g，瓜蒌壳 10g，川贝母 6g；耳痒者，加桑叶 10g，龙胆草 10g。

巴蜀名医遗珍系列丛书

二十八、眩晕

眩，是眼睛发花，甚则发黑，视物不见；晕，是头晕，甚至欲倒。二者临床上多互相并见，两个病因都有阳虚内寒、阳虚水逆、肝阳上亢、肝风内动、热痰上扰、气血两虚等虚实两大证型。实则寒、水、痰、热邪气上干清道，致使清阳不升，发为眩晕；虚则气血不足，不能上荣于脑，发为眩晕；现代医学的美尼尔氏综合征（梅尼埃病）、部分高血压病（证）、前庭神经炎、小脑病变致平衡失调等，多属于本病范畴。眩晕不一定都兼呕吐，呕吐不一定都伴眩晕。眩晕之实证、热证，脉多弦大实疾；而虚证、寒证，脉多沉细缓弱。

（一）阳虚内寒

主症：先天素禀阳虚之体，阴气常盛，阳常不足，寒自内生，阴寒上逆，清阳不升，脑海不荣，发为眩晕。其证头晕目眩，阳虚内寒者，畏寒肢冷，口不渴，小便清长；阳虚水逆者，更见心悸、身𤸷动，振振欲擗（倒也）。苔白舌淡，脉沉缓、迟。

治法：阳虚水逆，温阳化水，真武汤；阳虚内寒，温阳散寒，安肾汤。

方药：

1. 真武汤

方见"感冒"。

加减法：苔白厚、食少者，加干姜 10g，砂仁 10g；腰痛者，加益智仁 10g，杜仲 15g；少腹痛者，加肉桂 6g，吴茱萸 3g。

2. 安肾汤

方见"虚劳"。

（二）痰饮眩晕

主症：素体脾肾阳虚之人，火不生土，中焦水气不化。聚饮为痰，壅于肺为喘咳，逆于脑为眩晕，溢于四肢为肿。壅于脾为胀，迫于大肠为泻。苔白厚，脉沉滑有力。

治法：温中降逆。

方药：茯苓桂枝白术甘草汤，方见"咳嗽"。

加减法：畏寒舌白者，加附片15g；食少者，以苍术易白术，加砂仁6g；喘咳痰涎者，加半夏15g，生姜10g；腹满者，加厚朴15g。

（三）肝阳上亢

肝阳上亢与肝风内动，从名词上理解，二者病机似乎相同，而实质各异。肝阳上亢，是肝脏郁热，尚未化火生风；肝风内动，是肝阴已亏，肝血不足，血不养肝，血虚生风。

主症：头晕目眩，头痛目赤，心烦口渴，惊悸失眠，耳鸣。舌红苔黄，脉弦大、数。

治法：清肝泄热，轻证用柴胡清肝散，重证用龙胆泻肝汤。

方药：

1. 柴胡清肝散

方见"吐血"。

加减法：肝热甚者，加菊花15g，牡丹皮10g。

2. 龙胆泻肝汤（《兰室秘藏》）

龙胆草 10g　栀子 10g　黄芩 10g　柴胡 10g　车前子 10g　泽泻 10g　木通 6g　当归 6g　生地黄 15g　甘草 3g

（四）肝风内动

主症：阴虚眩晕，女科为多，阴血不足体质，眩晕欲倒，目开则晕甚，目合则晕减，心中憺憺大动，失眠惊惕，大便秘结。舌赤无苔，脉细数。

治法：养阴息风，轻者，小定风珠；重者，大定风珠。

方药：

1. 小定风珠（《温病条辨》）

鸡子黄 1 枚　阿胶 6g（烊化冲服）　淡菜 30g　龟板 30g　童便 30g

2. 大定风珠（《温病条辨》）

白芍 15g　阿胶 10g（烊化冲服）　龟板 30g　熟地黄 15g　火麻仁 10g　五味子 6g　牡蛎 30g　麦冬 15g　鳖甲 15g　鸡子黄 1 枚　甘草 3g

加减法：喘者，加人参 10g；自汗者，加龙骨 30g，浮小麦 60g；悸者，加茯苓 15g，小麦 30g。

（五）热痰上扰

主症：头晕目眩，喘咳痰涎，呼吸不利，心悸，胸闷食少。苔黄腻，脉滑实。

治法：清热化痰。

方药：清热化痰汤（《医宗金鉴》）。

人参 10g　茯苓 15g　白术 10g　半夏 15g　橘红 10g　黄芩 10g　黄连 6g　石菖蒲 6g　枳实 10g　竹茹 15g　胆南星 10g　木香 6g　甘草 3g

（六）精气两虚

眩晕证的精气两虚是指肾气、肾精两虚。

1. 肾气虚

主症：指老年人久泻或久病后伤及脾肾之气，无腹痛肛坠。头目眩晕，行动则晕甚，腰膝酸软，面色不华。舌淡苔少，脉沉细弱。

治法：脾肾双补。

方药：双补汤，方见"虚劳"。

2. 精髓不足

主症：大病久病之后，损及督脉，除眩晕诸证外，少腹肛坠，腰、胯、脊、髀酸痛，畏寒、肢欠温。舌白，脉沉细缓。

治法：填精补髓。

方药：参茸汤（《温病条辨》）。

人参 10g　鹿茸（或鹿角片）30g（久煎）　附片 15g（久煎）　当归 6g　小茴香 10g　菟丝子 10g　杜仲 15g

加减法：阴虚者，舌红少苔，发热，去附片，加补骨脂 10g。

3. 肾阴虚

证治同肝风内动，以定风珠为主。

附　高血压

高血压本系现代医学名称，其症状也是多种多样，血压增高为其诊断依据。高血压多属中医的眩晕范围，而眩晕又不能完全包括高血压。临床见证，部分高血压不一定有眩晕，而眩晕者，血压并不一定增高。《素问·至真要大论》）说："诸风掉眩，皆属于肝。"肝为风木之脏，生于肾水，长于脾土，所以既有本脏木郁化火生风、热极生风、血虚生风者，又有从少阴肾水化寒生风（亦称阳虚生风、寒极生风）者，更有从阳明、太阴燥湿郁遏生风，发生湿热化风者。肝风夹邪上扰，则为眩为晕。人身的肝脏，既是风木寄居之所，又是藏血之脏，各种因素所化生之风，与肝脏所藏之血合并，血引风动，风鼓血行，故血压增高而眩晕。可见邪在气分者，虽有眩晕而血压并不增高；邪在血分者，眩晕每多兼血压增高。

根据中医学的辨证规律，高血压有阴、有阳、有虚、有实、有寒、有热，归纳之，不外六种类型。

1. 肝风内动

肝肾阴亏，虚风内动。

主症：头晕目眩，甚则欲倒，目喜闭不开，心烦悸不得眠，惊惕肉瞤，耳鸣腰痛，两颊颧赤，口渴。舌赤少苔，脉细数。

治法：养阴息风，轻者小定风珠；重者大定风珠，收功用加减复脉汤。

方药：

（1）小定风珠

方见"眩晕"。

（2）大定风珠

方见"眩晕"。

（3）加减复脉汤

方见"失音"。

2. 肝阳上亢

肝经郁热，化火生风，风阳上扰。

主症：头痛眩晕，心烦易怒，心悸怔忡，夜卧不安，胸胁胀满。舌红苔薄，脉弦大有力。

治法：清肝泄热，益肾潜阳，柴胡清肝散或天麻钩藤饮。

方药：

（1）柴胡清肝散

方见"吐血"。

（2）天麻钩藤饮（《杂病证治新义》）

天麻 15g　钩藤 10g　石决明 30g　朱茯神 15g　益母草 15g　山栀 6g　黄芩 10g　牛膝 6g　杜仲 15g　桑寄生 30g　夜交藤（首乌藤）30g

3. 阳虚内寒

脾肾阳虚，寒自内生，寒极生风。

主症：头晕欲倒，静卧则安。偏脾阳虚者，心悸食少，倦怠神疲，肢冷舌白，口不渴；偏肾阳虚者并见善欠，清涕自出，腰痛耳鸣，脉沉细而缓。

治法：温阳散寒，偏脾阳虚，轻则苓姜术桂汤，重则术附汤；偏肾阳虚，轻则四逆汤，重则附子汤。

方药：

（1）苓姜术桂汤（《温病条辨》）

白术 10g　桂枝 10g　生姜 10g　茯苓 18g

巴蜀名医遗珍系列丛书

加减法：苔厚者，以苍术易白术，加神曲 15g，草果仁 6g；咳嗽者加半夏 15g；胸闷食少者，加砂仁 6g，厚朴 15g。

（2）术附汤（《温病条辨》）

附片 18g（久煎）　苍术 10g　生姜 10g　厚朴 15g　广陈皮 10g　人参 10g

（3）四逆汤

方见"失音"。

加减法：苔厚者，加苍术 10g；肢冷畏寒者，加吴茱萸 3g。

（4）附子汤（《伤寒论》）

方药：附片 18g（久煎）　人参 10g　白芍 15g　白术 10g　茯苓 15g

病邪已解，正气难复，宜扶正补虚以善后，巩固疗效，可酌选参茸汤、安肾汤、鹿附汤。

方药：

（1）参茸汤

方见"眩晕"。

（2）安肾汤

方见"虚劳"。

（3）鹿附汤（《温病条辨》）

鹿茸 15g（或鹿角片 30g）　附片 30g（久煎）　草果仁 6g　菟丝子 10g　茯苓 15g

凡补剂方，宜缓服多剂，乃收功效。

4. 阳虚水逆

真阳虚衰，气不化水，寒水上泛。

主症：头晕目眩，身眴动，振振欲擗，心悸，气上冲心，或喘咳欲呕，或肿。舌白滑，脉沉缓或迟。

治法：温阳化水，茯苓桂枝白术甘草汤或真武汤。

方药：

（1）茯苓桂枝白术甘草汤

方见"咳嗽"。

（2）真武汤

方见"感冒"。

加减法：阳虚夹水眩晕，喘汗自出者，加龙骨30g，牡蛎30g，浮小麦30g；食少畏寒者，加肉桂6g，砂仁10g；腰痛者，加胡芦巴10g，补骨脂10g，菟丝子10g，杜仲15g；夜尿多者，加益智仁10g。

5. 湿热阻滞三焦

湿热体质，胃浊脾湿，郁久化热生风。

主症：头晕闷胀，身痛，脘闷食少，多午后身热，时自汗出，手足心热，或恶寒。便溏溺赤。苔黄白，脉微数。

治法：清利湿热

方药：黄芩滑石汤（《温病条辨》）。

黄芩10g　滑石15g　白蔻仁（白豆蔻）10g　猪苓10g　大腹皮10g　通草3g　茯苓皮15g

加减法：湿甚于热者，加苍术10g，厚朴15g，薏苡仁15g；热甚于湿者，加金银花15g，山栀仁6g，黄豆芽30g，茵陈10g。

6. 胆胃气逆

肝胆气盛，横逆贼土，夹肝风而上扰清空。

主症：眩晕呕恶，头额及两侧疼痛，乍热心烦，心悸不安眠，胸胁满闷，数欠伸。舌红苔薄，脉大。

治法：和胃降胆。

方药：温胆汤加味，方见"头痛"。

二十九、癫、狂与痫

癫、狂、痫三种病证在临床上表现虽各有不同，究其病因不外两种因素：一种系情志抑郁或大恐大惊，一种系患其他疾病，阴证过用凉药，阳证过用热药所引起。其鉴别：一般方书记载，认为癫证属阴，为慢性疾病，多寒证和虚证，不烦不躁，不怒不骂，时发时止，不损坏衣物，神志时昏时清，时能静卧。狂证属阳，为急性疾病，多热证和实证，狂乱不静，骂詈毁物，登高弃衣，歌哭无常，不避亲疏，昼夜奔跑，不识归宿。痫证乃多种疾病之后遗症。大凡治疗其他疾病当中，或清凉药物过度，或邪未尽而补早，或过用金石重坠药物，或过用犀角、羚羊角，或牛黄、麝香、蟾酥等，更有甚者，不明药理之辈，妄用金银磨水治热之谬传危害尤多。致使机窍闭塞，邪无外出之路，发为痫证。其症状特征不与癫狂相同，发作既无定时，证亦各异，如异叫、异行等，除参儿科书籍外，仍不外六经辨证施治，遣方用药而已。

现将癫、狂、痫三证分治如下：

（一）癫证

主症：发作时情志不乐，甚则神情痴呆，语无伦次，安常静卧，饮食如常。脾胃气虚者，少气便溏，脉缓；心脾血虚者，心悸不寐，脉细。

治法：补养心脾，脾胃气虚，香砂六君子汤；心脾血虚，养心汤。

方药：

1. 香砂六君子汤（《太平惠民和剂局方》）

木香 6g　砂仁 6g　人参 10g　茯苓 10g　白术 10g　半夏 15g　陈

皮 10g　生姜 10g　大枣 4 枚　甘草 3g

2. 养心汤（《证治准绳》）

黄芪 15g　茯苓 15g　茯神 15g　当归 6g　川芎 10g　炙甘草 3g　半夏曲 15g　柏子仁 10g　酸枣仁 15g　远志 6g　五味子 6g　人参 10g　肉桂 6g

〔按〕

本型虚证为多，变化不大，宜守方法多剂缓服。方法换勤，效果不佳。如兼有杂病，则按其他杂病治疗。

（二）狂证

主要是痰火壅逆，上扰心神。

主症：发作时多狂乱不静，甚则凶狂毁物，目直骂詈，或登高而歌，弃衣而走。苔黄腻，脉滑大数。

治法：镇心涤痰，清肝泻火。

方药：生铁落饮，方见"心悸与怔忡"。

如伴痰涎壅盛，大便干燥，宜降火逐痰。

方药：礞石滚痰丸，方见"头痛"。

如少阴心火亢盛，必多神昏笑妄，语言不休，则清热解毒，开窍安神。

方药：安宫牛黄丸（《温病条辨》）。

牛黄 3g　郁金 6g　犀角 3g　黄芩 10g　黄连 10g　雄黄 3g　山栀 10g　麝香 0.3g　朱砂 10g　梅片（冰片）3g　珍珠 10g（有成药）

脉实者，金银花 15g，薄荷 3g，煎水下；脉虚者，人参汤下。

如厥阴肝火偏盛，必狂怒极盛，脉弦大、数，宜加重清肝泻火之药。

方药：当归龙荟丸（《宣明论》）。

龙胆草 10g　黄芩 10g　栀子 10g　当归 10g　黄连 10g　黄柏 10g　大黄 15g　芦荟 3g　青黛 6g　木香 6g　麝香 0.3g（有成药）。

如阳明胃肠热结甚者，大便坚结难下，舌苔黑黄干燥，脉滑实，宜泻下热结。

方药：加减承气汤（《内科讲义》）。

大黄 15g　风化硝（玄明粉）15g　枳实 10g　礞石 30g　皂角刺 10g　猪胆汁 1 个（分 3 次兑服）　醋 10g

如狂证日久，火盛伤阴，病势转缓，呼之亦能自止，多言善惊，时而躁狂，形瘦，舌红少苔，脉细数，宜滋阴泻火，养心安神，改二阴煎合定志丸。

方药：

1. 二阴煎（《景岳全书》）

生地黄 15g　麦冬 15g　玄参 15g　酸枣仁 15g　黄连 10g　木通 10g　灯心草（或竹叶）10g　茯苓 15g　甘草 3g

2. 定志丸（《备急千金要方》）

人参 10g　茯神 15g　石菖蒲 6g　远志 6g　甘草 3g

（三）痫证

主症：发作时突然仆倒，昏不知人，口吐涎沫，两目上视，四肢抽搐，或发异声，移时苏醒，醒后一如常人。

治法：豁痰开窍，息风定痫。

方药：定痫丸（《医学心悟》）。

天麻 15g　川贝母 10g　胆南星 10g　半夏 15g　陈皮 10g　茯苓 15g　茯神 15g　丹参 15g　麦冬 15g　石菖蒲 6g　远志 6g　全蝎 10g　僵蚕 10g　琥珀 10g　朱砂 10g　竹沥 30g　姜汁 10g　甘草 3g（有成药）

痰多，宜祛痰为主，用温胆汤加味，或煎服白金丸。

方药：

1.温胆汤

方见"头痛"。

2.白金丸（《普济本事方》）

白矾 10g　郁金 10g

分三次服。

发作后，以健脾化痰为主。

方药：星附六君汤（《温热经纬》）。

制南星 10g　白附子 15g　人参 10g　茯苓 15g　白术 10g　陈皮 10g　半夏 15g　甘草 3g

三十、中风（包括中痰）

中风，是指虚邪贼风，从外而中，伤人四肢、躯体，引起一些中风症状发生，名为中风。后世称为真中风。

中痰，是指痰与火从内而发，首先病人心脏，故名为中痰，也称痰火。

无论中风、中痰，总不外风、火、痰、虚四因互相诱发。

身体中风以后，轻则麻木不仁，重则瘫痪不用。

心病痰火，轻则舌强不语，重则痰壅神昏。勿论外中、内中，单病轻，兼病重。

中风有中络、中经、中腑、中脏，以及中经络、中脏腑病位的不同，应该识别不同类别的并发症。更有虚、实、寒、热、痰等病性的不同。在具体治疗中，应掌握深浅、缓急，分先后而治之。

五脏中风，各有闭、脱的不同。闭证指阴阳气血闭塞不通，其证：两手握固，牙关紧闭；脱证乃阴阳分离，其证：撒手为脾厥，口开眼合为心、肝厥，遗尿为肾厥，鼾声不止为肺厥。

现代医学的高血压、脑出血、脑血栓、脑栓塞等脑血管意外疾病属中风范畴。

（一）中风与中痰急救

1. 中风闭证

主症：突然昏仆，不省人事，牙关紧闭，两手握固，脉沉或伏。

治法：开关通窍，开关散或通关散。

方药：

（1）开关散（《医宗金鉴》）

乌梅肉 10g　冰片 3g　生南星 10g

研细末搽牙。

（2）通关散（《医宗金鉴》）

南星　猪牙皂角　细辛　薄荷　生半夏各等分

共研细末，吹鼻内取嚏。

2. 中痰闭证

主症：突然昏仆，不省人事，喉间痰鸣，脉滑疾。

治法：涌吐风痰，无汗表实，三圣散；有汗里实，瓜蒂散；痰涎壅盛，巴矾丸。

方药：

（1）三圣散（《儒门事亲》）

防风　藜芦　瓜蒂各等分

煎水服，使痰吐出。

（2）瓜蒂散加全蝎（《伤寒论》）

瓜蒂　赤小豆　全蝎各等分

煎水服，使痰吐出。

（3）巴矾丸（《医宗金鉴》）

巴豆　枯白矾各等分

研细为末，少少与之。

3. 中风脱证　脱证有阳脱或阴脱，亦有阴阳两脱。

主症：脱阳者见鬼，妄见妄闻，脉浮大中空，全身厥冷。大汗淋漓、大喘不止，从上而脱。脱阴者目盲，不见不闻，身热如焚，口渴心烦，二便自遗，自下而脱，舌黑芒刺，肌肤甲错，脉细数如丝。阴阳两脱，大汗淋漓，二便失禁。

治法：固脱为其大法，阳脱者，回阳，独附汤；阴脱者，益气生津，独参汤；阴阳两脱者，回阳救阴，参附汤。

方药：

（1）独附汤（《医宗金鉴》）

附片 30g

煎水频服。

（2）独参汤（《伤寒大全》）

人参 30g

煎水频服。

（3）参附汤（《正体类要》）

人参 30g　附片 30g

煎水频服。

（二）中络

《金匮要略》说："邪在于络，肌肤不仁。"中络，邪中浅，病情轻，以肌肤麻木、口眼歪斜为主症，无半身不遂，有实中络和虚中络之不同。

1. 形气俱实者中络　是指体质壮盛，邪气也实之人，络脉空虚，风中络脉。

主症：口眼歪斜，肌肤麻木，可因风气攻注而致骨节疼痛。苔薄白，脉实大。现代医学的面神经瘫痪类似本型。

治法：祛风通络。

方药：乌药顺气散（《医宗金鉴》）。

巴蜀名医遗珍系列丛书

麻黄 6g　枳壳 10g　桔梗 10g　台乌药 10g　僵蚕 10g　白芷 10g
干姜 10g　陈皮 10g　川芎 10g　甘草 3g

2.形气俱虚者中络　是指邪气不盛，体质较虚之人，络脉空虚，风中于络。

主症：口眼㖞斜，顽麻不仁。

治法：养荣通络。

方药：大秦艽汤（《医宗金鉴》）。

熟地黄 15g　生地黄 15g　白芍 10g　川芎 10g　当归 6g　茯苓 15g
白术 10g　石膏 15g　防风 10g　白芷 10g　细辛 3g　黄芩 10g　秦艽
15g　羌活 10g　独活 10g　甘草 3g

（三）中经

《金匮要略》说："邪在于经，即重不胜。"是指形气俱实的人，风中于经。

主症：口眼㖞斜，或左瘫或右瘫，身不胜任，肢体不用，失去作劳，言謇语涩，无昏仆，比中络重。

治法：祛风通经。

方药：换骨丹（《医宗金鉴》）。

白芷 10g　川芎 10g　冰片 10g　防风 10g　麝香 1g　朱砂 10g　木香 6g　槐角 10g　苦参 10g　五味子 6g　威灵仙 10g　人参 10g　麻黄 6g　何首乌 10g　蔓荆子 10g　苍术 10g　桑白皮 10g

（四）中经络

风中经络，有内、外、局部和全身的不同。

1. 风中全身经络　偏于全身内外经络俱虚者。

主症：筋脉拘急，半身不遂，口眼㖞斜，语言謇涩，头痛项强。

治法：扶正祛风。

方药：小续命汤（《保命集》）。

麻黄 6g　桂枝 10g　川芎 10g　白芍 15g　杏仁 10g　附片 15g（久煎）　人参 10g　甘草 3g　当归 10g　防风 10g　防己 10g　黄芩 10g

2. 风中局部经络　偏于体外局部经络虚者。

主症：心清语謇，舌软无力，难言。

治法：补虚息风。

方药：黄芪五物汤（《医宗金鉴》），即《金匮要略》黄芪桂枝五物汤。

黄芪 15g　桂枝 10g　白芍 10g　生姜 10g　大枣 4 枚

加减法：如右不仁者，重加黄芪；左不仁者，重加当归；两足痿软者，加牛膝；骨软不能立者，加虎骨；筋软不能屈伸者，加木瓜；左右经络不通者，加附子。

〔按〕

本方对证乃营卫不足之病。《金匮要略》用以治血痹虚劳。《金匮要略》说："夫风之为病，当半身不遂，或但臂不遂者，此为痹。"所故，《医宗金鉴》借用此方以治风中经络而半身不遂者。如果病者舌强难言，神志不清，则属痰火，不宜用此方。

此方不用人参、甘草，以风邪在外，而不在内，故不用补中之药。

（五）中腑

《金匮要略》说："邪入于腑，即不识人。"

风中于腑，仍有虚、实之分（虚、实概念参"中络"）。

1. 中腑后形气俱实者

主症：半身不遂，口眼㖞斜，言语謇涩，神志不清，二便阻隔，腹胀满。

治法：通腑导滞。

方药：三化汤（《医宗金鉴》）。

厚朴 15g　大黄 15g　枳实 10g　羌活 10g

2. 中腑后形气俱虚者

主症：虽有上诸症，但二便阻隔难于攻下。

治法：搜风通气。

方药：搜风顺气丸（《医门法律》）。

车前子 10g　槟榔 10g　火麻仁 10g　牛膝 6g　郁李仁 15g　菟丝子 10g　山药 15g　枳壳 10g　防风 10g　独活 10g　大黄 15g

（六）中脏

《金匮要略》说"邪入于脏，舌即难言，口吐涎。"风中五脏，亦有虚实之分。

1. 形气实者

主症：形气满盛，神昏不能语言，痰涎壅塞，口眼㖞斜，两手握固，牙关紧急。脉实。

治法：清心开窍。

方药：安宫牛黄丸，方见"癫、狂与痫"。

2. 形气虚者

主症：神昏不语，肢体偏废，唇缓不收，涎痰涌出，或与五脏脱证并见。

治法：补虚固脱。

方药：参附汤，见本篇"阴阳两脱"。

（七）中痰

中痰有外中风寒、中风痰、中热痰三种不同情况。

1. 外中风寒　主要是指风寒引动气郁痰结之人。

主症：内涌气痰，甚至手脚厥逆，六脉沉伏，或闭、脱并见。

治法：温阳散寒，豁痰利气。

方药：三生饮（《医宗金鉴》）。

生南星 10g　生川乌 15g　生附子 15g　木香 6g

前三味均宜久煎，以煎不麻口为度。本方寒盛气实者宜之。

加减法：气虚者，加人参 10g。

2. 中风痰　是指痰饮之人，外中风邪，内触痰饮。

主症：痰涎涌盛，口眼㖞斜，肢体瘫痪。脉实。

治法：祛风豁痰。

方药：青州白丸子（《医宗金鉴》）。

白附子 15g　生川乌 15g　生南星 15g　生半夏 15g

上诸药宜久煎熟，不熟则麻人中毒。

3. 中热痰　主要是指痰火内发。

主症：神志昏忽，舌强语謇，头眩脚软，喉间痰鸣。舌色绛，苔黄，脉滑大数。

治法：清热豁痰。

方药：黄连温胆汤，方见"失眠"。

加减法：或加黄芩 10g，以竹沥易竹茹，去大枣。

〔按〕

1. 中风病极为复杂，应与风痱、偏枯、瘖痱以及痹证、痿证等鉴别。

风痱是风气浅微，邪气在外，四肢不收，身无痛处。

偏枯是邪在分肉、营卫之间，或半身不遂，身有痛处，其言不变，神志不乱。

瘖痱是外中风后，肾虚内夺，志乱神昏，语言不出。

以上三病皆属外中，不过属于微、甚、浅、深之不同而已。

痹证是风、寒、湿三气杂至，合而为痹，以经络、关节、肌肉、筋骨之疼痛、麻木、重着等不同症状为主，无中风症状。

痿证是因肺热、胃燥、津伤、津液不润，以筋骨、肌肉痿弱不用为主，亦无中风症状。

2. 中风在治疗中，除结合针灸、理疗以及现代医学救治以外，护理方面亦应重视。

〔预后〕

1. 中风后脉虽快疾，但其势平缓，尚可治。

2. 脉大而无伦，小而如纤，大则昼死，小则夜死。

3. 五脏脱证，如三脏、四脏同时脱者，摇头、目上视者，喘汗如油、痰如拽锯者，肉脱筋痛、发枯直者，皆死候也。

三十一、类中风

类中风亦名尸厥，谓形厥而气不厥也。故口鼻无气，状类死尸而脉自动也。有中虚、中气、中食、中寒、中火、中湿、中暑、中恶等的不同，虽忽然昏倒，不省人事，类乎真中风病，但不见口眼㖞斜、偏废、不仁不用等症，自应鉴别。《伤寒论》中的"厥阴篇"厥深热甚、厥微热微、寒厥、热厥、蛔厥等，以及"少阴篇"手足厥冷都属于伤寒表病的变证，不属此篇范围。

现代医学的虚脱、昏厥、中暑、低血糖休克、高血压脑病、出血性休克及一些精神疾病，如癔症等属类中风范围。

（一）类中风急救

尸厥之证有虚有实，虚者是指久病后气血衰竭，以独参汤为主（方见"中风"）。

兼虚寒者，以参附汤为主（方见"中风"）。

虚兼痰者，以星香饮加人参为主。生南星 10g，木香 6g，人参 10g（《医宗金鉴》）。

实者，指腹满急痛，二便闭，是气闭，前后不通，以三物备急丹煎服为主。大黄 15g，干姜 10g，巴豆 10g（《金匮要略·杂疗方》）。

实兼痰者，以夺命散为主。巴豆 10g，白芷 10g，半夏 15g，葶苈子 10g，生南星 15g（《医宗金鉴》）。

（二）中虚

1. 中气下陷 指中气不足，烦劳过度之人。

巴蜀名医遗珍系列丛书

主症：气虚下陷，气坠，或夹有痰，虚气下逆而昏冒。

治法：补中益气。

方药：补中益气汤，方见"头痛"。

加减法：夹痰者，加茯苓、半夏。

2. 劳损过度　凡先天不足或房劳伤肾者。

主症：虚气欲冒（谓因房劳过度昏冒也）。

治法：生脉补精。

方药：生脉补精汤（《医宗金鉴》）。

人参 10g　麦冬 15g　五味子 6g　熟地黄 15g　当归 10g　鹿茸（或鹿角片）30g（久煎）

（三）中气

1. 暴怒气逆　是指形气俱实之人，因暴怒气逆，曰实气中。

主症：突然昏倒，口噤，手足厥冷，脉沉。

治法：和中调气。

方药：木香调气饮（《医宗金鉴》）。

木香 6g　藿香 10g　砂仁 6g　白豆蔻 6g　丁香 6g　檀香 6g　甘草 3g

2. 气虚类中

主症：形气俱虚之人中气而昏冒。又称标本同病。

治法：和中顺气。

方药：八味顺气散（《医宗金鉴》）。

人参 10g　茯苓 16g　白术 10g　台乌药 10g　白芷 10g　青皮 10g　陈皮 10g　甘草 3g

（四）中食

主症：饱食后复感风寒，再因怒气阻塞胸中，突然昏厥，肢体不举。

治法：常规外用探吐法，内以化积消滞剂，消食健脾丸内服（《医宗金鉴》）。

探吐法

（1）淡盐汤调服。

（2）鸭翅毛适量，洗净，扫喉咙，即吐。

（3）或白矾3g，化水服，即吐。

方药：苍术10g　厚朴15g　陈皮10g　山楂15g　神曲15g　白胡椒6g　白蒺藜10g　麦芽15g　甘草3g　盐炒为引

（五）中寒

主症：腹痛拘急，牙关紧闭，有汗身寒或吐泻作。脉沉细缓。

治法：温阳散寒。

方药：附子理中汤（《太平惠民和剂局方》）。

附片15g（久煎）　人参10g　炮姜10g　白术10g　甘草3g

加减法：无汗身寒者，加麻黄6g，细辛3g；阴寒甚者，加制川乌15g；呕吐者，加丁香6g，吴茱萸1.5g；脉微欲绝者，倍用人参；阴寒极盛者，仿《伤寒论》通脉四逆汤、白通汤等方。

（六）中火

主症：是指七情过激之人，五志不畅，郁积化火，忽然昏倒，不省人事，胸膈如焚。

治法：凉膈泻火。

方药：凉膈散，方见"牙痛"。

（七）中暑

主症：炎夏溽暑，烈日奔走，汗多亡阳及纳凉于高堂大厦之中，汗不得泄，暑邪内闭，忽然昏仆。

治法：清暑益气。

方药：新加香薷饮，方见"感冒"。

加减法：热甚者，加黄连 6g；吐泻或大汗不止者，加木瓜 10g，陈皮 10g，人参 10g，黄芪 15g，白术 10g，即十味香薷饮；加茯苓 15g，甘草 3g，即五味香薷饮；汗出过多者，去香薷。

（八）中湿

主症：长夏湿土司令，阴雨湿蒸，纳凉露卧，或久居卑湿，涉水登山，感受山岚瘴气，忽然昏冒，头身重痛，腹泻便溏，身体浮肿。

治法：升阳除湿。

方药：除湿汤（《医宗金鉴》）。

羌活 10g　藁本 10g　升麻 10g　柴胡 10g　防风 10g　苍术 10g

（九）中恶

主症：体虚气弱之人，忽涉古墓，卒中客忤，忽然昏仆，面黑错妄。

治法：芳香开窍，调气平胃，苏合香丸合调气平胃散。

方药：

1. 苏合香丸（《太平惠民和剂局方》），市售有成药。

2. 调气平胃散（《医宗金鉴》）。

藿香 10g　木香 10g　丁香 6g　檀香 6g　砂仁 6g　白豆蔻 6g　苍术 10g　厚朴 15g　陈皮 10g　甘草 3g

三十二、痉病

痉病名始见于《内经》"诸痉项强，皆属于湿。"次见于《金匮要略》"刚痉""柔痉"，《金匮要略》载："新产妇人有三病，一者病痉（痓）……"刚痉属于急性，柔痉属于慢性。后世医家沿于刚柔始分寒热。儿科门内，成立惊风八候，即搐、搦、掣、颤、引、反、窜、视。又称急、慢惊风，也是说寒热而已。至于八候的症状，不过是说痉证的病位患于何经局部而已。至于温病后期阴虚发痉，参照《温病条辨·下焦篇》辨治用药。清代薛生白（薛雪）著的《湿热病篇》说："湿久化热，涉及三阴经脉，湿热化风而成痉。"现代医学的乙型脑炎、流行性脑脊髓膜炎、病毒性脑膜炎、手足搐搦症、破伤风等，可作痉病病机理解。各种发痉，参各科方药治疗。本篇主要是按内科进行辨证论治。

（一）湿热化风，壅滞经络

《温热经纬·湿热病篇》说："湿热证，三四日即口噤，四肢牵引拘急，甚则角弓反张，此湿热侵入经络脉隧中。"自注："走窜太阴之经则拘挛……流入脉络则反张，是名痉。"

主症：口噤，四肢拘挛，甚则角弓反张。

治法：清热除湿，通络息风。

方药：《温热经纬·湿热病篇》第四条方。

鲜地龙 10g　秦艽 10g　威灵仙 10g　滑石 18g　苍耳子 10g　丝瓜藤 30g　海风藤 30g　黄连 10g

加减法：或加羚羊角 3g，竹茹 30g，桑枝 30g，钩藤 10g，银花藤 30g。

此方对证，屡用屡效。

（二）热痉

主症：久病大病后期，阴液消耗，阴虚内热，热极生风而痉，口噤抽搐，神昏谵语，便闭等。

治法：清营息风，清营汤；芳香开窍，紫雪丹。

方药：

1.清营汤

方见"衄血"。

加减法：或加钩藤10g，羚羊角3g，牡丹皮10g。

2.紫雪丹（《温病条辨》）

滑石15g　石膏15g　寒水石30g　磁石30g　羚羊角3g　木香6g　犀角3g　沉香3g　丁香6g　升麻10g　玄参30g　炙甘草1.5g(有成药)

上药煎好后，去渣，大便不通者，加芒硝10g，火硝10g，入前药中与服。或再加朱砂10g，麝香0.3g，入前药一次冲服。

（三）虚痉

主治素禀不足，气血虚衰，或大失血后，或温病后期，血不养筋，致四肢抽搐，头晕目眩，神疲短气。舌淡脉虚。

治法：益气养血，补虚息风。

方药：人参养营汤（《太平惠民和剂局方》）。

人参10g　五味子6g　黄芪15g　桂心6g　茯苓15g　白术10g　熟地黄15g　白芍10g　当归10g　陈皮10g　远志6g　炙甘草3g　生姜10g　大枣4枚

三十三、破伤风

破伤风的病因与痉病不同，痉病多属内因，破伤风多因外伤损破肌肉或患其他疮痈，伤口亡血过多，筋脉失养，络脉空虚，风邪乘虚而入，引来全身发痉抽风，牙关紧闭，不省人事，名破伤风。现代医学的破伤风，与中医学破伤风相同。现代医学认为是破伤风杆菌侵入创口发生是证。

主症：初起表里俱急，外证有发热恶寒，内证二便不通。全身发痉，甚至角弓反张，牙关紧闭，不省人事。

治法：双解表里，内服防风通圣散加蝎尾，使表邪从汗而解，里邪从二便而解；外用伤口拔毒法，左龙丸外敷。

方药：

1. 防风通圣散加蝎尾方（《医宗金鉴》）

防风 10g　大黄 15g　芒硝 15g　桔梗 10g　川芎 10g　当归 6g　石膏 30g　滑石 15g　薄荷 3g　黄芩 10g　荆芥 10g　麻黄 6g　栀子 10g　白芍 10g　连翘 10g　甘草 3g　白术 10g　全蝎 10g

加减法：或以苍术易白术。

2. 左龙丸（《丹溪心法》）

野鸽粪 30g　乌贼骨 30g　僵蚕 30g　雄黄 30g　蜈蚣 5 条　天麻 15g　朱砂 10g　巴豆 10g

上药碾细末，调酒敷伤口处，干则另换。

破伤风中期或晚期热甚神昏，谵妄烦乱者，宜清热解毒，开窍息风，改用安宫牛黄丸或紫雪丹。

方药：

1. 安宫牛黄丸

方见"癫、狂与痫"。

2. 紫雪丹

方见"痉病"。

热不甚而现痉病症状者，宜祛风解痉，选用玉真散为主（《外科正宗》）。

方药：白附子 18g　白芷 10g　天麻 15g　生南星 10g（久煎）　羌活 10g　防风 10g

三十四、痹证

痹者，闭塞不通之意。痹证在中医临床上，不但是多发病，也是常见病，男女老幼都有是证。它与中医多种病证近似，互相易于混淆，但各有不同特征。痹证的病因是风、寒、湿三气杂至，合而为痹。三气各有偏盛，风气胜者为行痹，湿气胜者为着痹，寒气胜者为痛痹，诸痹化热者为热痹。

痹证与中风后遗症、痿证均不同，已在"中风"篇中进行鉴别。

痹证与历节不同，历节的病因也有风寒湿之分，其不同者，不是周身关节肿大、疼痛，而是第一个关节肿大疼痛消失后，第二个关节又肿痛，次第经历，循环作痛，故称为历节。

痹证与鹤膝风不同，鹤膝风是两膝肿大，疼痛固定不移，膝之上下枯细，故称为鹤膝风。

痹证与风湿不同，所谓风湿，是指外感暴病，风与湿合，其证头痛身疼，恶寒发热，脉缓大，故称为风湿。

痹证与寒湿不同，寒湿是湿与寒合，不夹风邪，其证头晕重痛，苔白，脉沉细缓，口不渴，胸闷食减。寒湿并于上焦与肺合者，其证多肌表疼痛；并于中焦与脾胃合者，多肌肉四肢疼痛；并于下焦与肝肾合者，其证多筋骨疼痛。

痹证与风寒不同，风寒是风与寒合，在表为外感风寒，在里为中风寒。

现代医学的风湿性关节炎、急性风湿热、部分类风湿关节炎等，均包括在中医学痹证范畴之内。根据痹证的临床分型，其辨证论治如下：

（一）经络痹

1. 行痹　又称风痹，现代医学的风湿活跃期类似本型。

主症：初起邪气尚浅，病在肌肤络脉之间，因风气偏胜，善行，故游走红肿灼热而痛。但关节肿痛不甚，饮食二便如常。苔薄白，脉浮数。

治法：祛风清热，通络除湿。

方药：宣痹汤加减（《温病条辨》）。

杏仁10g　防己10g　连翘10g　赤小豆15g　薏苡仁15g　地龙10g
滑石15g　苍耳子10g　丝瓜藤30g　海风藤30g　银花藤30g　通草3g

〔按〕

风痹初起，邪气尚浅，虽然症状复杂，邪气未入脏腑。治疗力求从汗以解外，透邪出表，但不宜用发汗药物，以防大汗不止。汗出过多，则阳从汗泄，湿与寒邪不能随风外出，独留于经络之内，所以取微似汗者佳。此风为热风，不能误解为寒风。治疗本型法宜从缓，不但禁用辛温燥热之品（燥则红肿加甚，鼓包化脓），更不能换方过急（急则变生它证，造成后遗症），医者戒之。

2. 着痹　又称为湿痹。

主症：关节重着麻木酸痛，阴雨天更甚，痛有定处，甚则腰脊冷重，或足肿，或身发热。苔白厚腻，脉缓。

治法：除湿通痹。

方药：加减木防己汤（《温病条辨》）。

防己10g　桂枝10g　厚朴15g　杏仁10g　秦艽10g　薏苡仁15g
通草3g

加减法：风胜者多牵引掣痛，加桑枝30g，蒺藜子10g，海桐皮

10g；湿盛则肿者，加滑石 15g，萆薢 10g，苍术 10g；寒胜则痛者，加防己 6g，姜黄 10g，海桐皮 10g；面赤，口涎自出者，加石膏 15g，知母 10g；绝无汗者，加羌活 10g，苍术 10g；汗多者，加黄芪 15g，炙甘草 3g；兼痰饮者，加半夏 15g，陈皮 15g。

〔按〕

湿痹证型，介于风、寒两痹之间。病位重点多为关节麻木重着酸痛。处方用药既不能过用寒凉，也不能过用辛热。过凉则化寒生湿，引起关节臃肿难消；近热则化热生火，消耗关节津液，使关节硬化不能屈伸。总之，通络宣痹除湿，使邪一从肌肉、经络、肤表得汗以出外，一从三焦、胃、肠、大小便以疏泄于内，使表气通而里气和，痹证自愈。从汗解者是从经气而解，从大小便解者是从腑气而解。

3. 痛痹　又称为寒痹。痛痹是痹久失治，以寒气偏胜，入于筋骨之中。

主症：筋骨冷痛，得温则痛减，遇寒则痛剧。肢体关节肿痛，甚则遍身浮肿，苔白厚，脉沉细缓。

治法：温筋散寒，轻则小活络丹，重则大活络丹。

方药：

（1）小活络丹（《太平惠民和剂局方》）

制川乌 30g　制首乌 30g　天南星 15g　乳香 10g　没药 10g　地龙 10g（有成药）

（2）大活络丹（《兰台轨范》）

白花蛇 1 条　乌梢蛇 30g　威灵仙 10g　两头尖 15g　制首乌 15g　天麻 15g　全蝎 10g　何首乌 10g　龟板 15g　麻黄 10g　贯众 15g　炙甘草 6g　羌活 10g　官桂 6g　藿香 10g　乌药 10g　黄连 6g　熟地黄 15g　大

黄 15g　木香 6g　沉香 6g　细辛 6g　赤芍 15g　没药 10g　丁香 6g　乳香 10g　僵蚕 10g　天南星 15g　青皮 10g　骨碎补 30g　白豆蔻 6g　安息香 3g　黑附子 15g　黄芩 10g　茯苓 15g　香附 10g　玄参 15g　白术 10g　防风 10g　葛根 15g　虎胫骨 30g　当归 10g　血竭 15g　地龙 10g　犀角 3g　麝香 0.3g　松脂 30g　牛黄 0.3g　片脑 3g　人参 15g（有成药）

以上两方，慢性久病者宜缓缓与服，兼服汤剂，收效较显著。但应注意，乌附等品宜久煎。

久病寒痹应有虚实之分。寒实者，以五积散加附子；寒虚者，宜独活寄生汤。

方药：

（1）五积散（《太平惠民和剂局方》）

苍术 10g　厚朴 15g　陈皮 10g　半夏 15g　茯苓 15g　麻黄 10g　桂枝 10g　枳壳 10g　桔梗 10g　川芎 10g　当归 10g　白芍 10g　生姜 10g　白芷 10g　甘草 3g

（2）独活寄生汤（《千金要方》）

独活 10g　寄生 15g　秦艽 10g　防风 10g　细辛 6g　川芎 10g　当归 10g　生地黄 15g　白芍 10g　桂枝 10g　茯苓 15g　杜仲 15g　人参 10g　牛膝 6g　甘草 3g

4. 湿热痹　热痹的名称见各方书，源流已久。它是以风寒、湿痹后期化热伤阴，高热、久热不解而定的型。在临床上，对痹证的摸索时间较久。根据西南地区的气候，既不同于西北风高土燥，更不同于东南地卑水湿。单纯热痹不多。根据具体治疗，一味清热效果不佳，因多夹有湿热，按湿热治疗，效果颇著。我们认为，诸多患风、寒、湿痹当中，部分用药，清热多而凉血重，养血过而滋腻深，既郁热于阳明，得以化燥而生火，又助湿于太阴，使燥湿相得，留于关节，充滞经络，形成湿热之痹。究其所以然之故，以阳明主润宗筋，宗筋主束骨而利机关；太阴主脾，脾之大络，络于周身，又主四肢，故湿热痹证多为关节四肢红肿、灼热、疼痛。

主症：关节四肢红肿灼热疼痛，烦热口渴，小便短赤。苔黄腻，脉濡数。

治法：清热利湿，舒筋。虚湿热，当归拈痛汤；实湿热，加味苍柏散。

虚湿热是指痹证日久，反复留连，形气俱虚之人；实湿热是指久痹不愈，形气俱实之人。

方药：

（1）当归拈痛汤（《医宗金鉴》）

当归10g　茵陈10g　茯苓15g　白术10g　泽泻10g　猪苓10g
羌活10g　防己10g　人参10g　升麻10g　黄芩10g　甘草3g　苦参10g　知母10g　葛根10g

（2）加味苍柏散（《医宗金鉴》）

苍术10g　黄柏10g　羌活10g　独活10g　白术10g　生地黄15g
知母10g　赤芍10g　当归10g　牛膝6g　甘草3g　木通6g　防己10g
木瓜10g　槟榔10g

（二）脏腑痹

脏腑痹证的形成，是因风、寒、湿痹日久不解，深入内脏，形成五脏之痹。如风寒湿痹入于肺脏，延于秋时，复感外邪，与痹相合，发为肺痹；痹入于心，延于夏时，复感外邪，与痹相合，发为心痹；痹入于肝，延于春时，复感外邪，与痹相合，发为肝痹；痹入于脾，延于长夏，复感外邪，与痹相合，发为脾痹；痹入于肾，延于冬时，复感外邪，与痹相合，发为肾痹。或入于腑，固定肠间发为肠痹；固于膀胱发为胞痹；长期蔓延，形成规律，次第循环于脏腑经络之内，发为周痹。兹分型如下：

1. 肺痹

主症：上气，肺中闭塞，烦满喘咳，胁下支满，时作时止，不欲饮食，手足冷痛。脉弱，苔薄白。

治法：降肺宣痹。

方药：紫苏汤（《医门法律》）。

紫苏子 10g　半夏 15g　陈皮 10g　桂心 10g　人参 10g　白术 10g　甘草 3g

2. 心痹

主症：心悸，神志恍惚，恐惧，闷乱不眠，甚至语言错乱，口渴心烦。苔黄，脉数。

治法：开窍通痹。

方药：犀角散（《医门法律》）。

犀角 3g　羚羊角 3g　人参 3g　沙参 3g　防风 3g　天麻 3g　天竺黄 3g　茯神 3g　升麻 3g　独活 3g　远志 3g　麦冬 3g　甘草 3g　龙齿 1.5g　丹参 1.5g　牛黄 0.3g　麝香 0.3g　冰片 0.3g

上药共碾细末，每服 4.5g。麦冬水调，不拘时服。

3. 肝痹

主症：胸膈引痛，睡卧多惊，筋脉挛急。舌红苔少，脉弦。

治法：活血通痹。

方药：人参散（《医门法律》）。

人参 10g　黄芪 18g　杜仲 15g　酸枣仁 15g　茯神 15g　五味子 6g
细辛 6g　熟地黄 30g　川芎 10g　秦艽 15g　羌活 10g　朱砂 30g

上药共研细末，每服 10g，白开水调服，每日 2～3 次。

4. 脾痹

主症：呕恶痞闷，四肢懈惰，腹满食少，大便不爽。苔厚白，
脉缓。

治法：温中理气。

方药：温中法曲丸（《医门法律》）。

法夏曲 15g　麦芽 15g　茯苓 15g　陈皮 10g　厚朴 15g　枳实 10g
人参 10g　附片 15g（久煎）　干姜 10g　当归 6g　甘草 3g　细辛 6g　桔
梗 10g　吴茱萸 3g

5. 肾痹

主症：畏寒肢冷，行动不便，神疲嗜睡，尻引腹痛，下及足跟疼
痛，脊背连头而痛（尻以代踵，足挛不伸，脊以代头，伛偻不直）。舌
淡苔白，脉沉细。

治法：温肾通痹。

方药：牛膝酒（《医门法律》）。

牛膝 10g　秦艽 12g　川芎 10g　茯苓 15g　防己 10g　官桂 6g　独活
10g　五加皮 10g　丹参 15g　薏苡仁 30g　火麻仁 10g　麦冬 10g　石斛
10g　杜仲 15g　附片 30g（久煎）　地骨皮 10g　干姜 10g

泡酒服，适量。

6. 肠痹

主症：腹满腹痛，气急肠鸣，飧泻。舌白脉缓。

治法：温中散寒。

方药：吴茱萸散（《医门法律》）。

吴茱萸 6g　干姜 10g　甘草 3g　肉豆蔻 10g　砂仁 10g　神曲 15g
白术 10g　厚朴 15g　陈皮 10g　高良姜 6g

可作散服。

7. 胞痹

主症：小腹灼热如喝热汤，脐腹、肛门、膀胱胀痛，小便不通，按之稍通，鼻流清涕。舌白，脉虚。

治法：清热通痹。

方药：肾沥汤（《医门法律》）。

麦冬 15g　五加皮 15g　犀角 3g　杜仲 15g　桔梗 15g　赤芍 10g　木通 10g　桑螵蛸 30g

煎时，加羊肾 1 个，竹沥 15g。一方有桑白皮，无螵蛸。可作散剂服。

三十五、痿证

痿证是指筋骨痿软无力，肌肉瘦削，甚至手足痿废不用。《素问·痿论》有"五痿"之名，是指筋、骨、脉、肌、皮，以心、肝、脾、肺、肾五脏联系定的名。它的病因，是因肺热与阳明燥气相合，消灼津液，致使宗筋不润，关节枯萎而形成的。另一种原因是大热病中，热邪未从汗解或汗解未得及时，导致热邪煎熬津液，使脏腑、肌肉、筋骨、经脉津液不润，亦是痿证病因之一。五痿之外，长夏司令之时，或湿热素盛之人，湿热郁蒸，蕴于经脉，化燥伤津，气血不荣而成湿热痿证。现代医学小儿麻痹症（脊髓灰质炎）的病因，大多是这样形成的。兹就五脏痿和湿热痿分治如下：

（一）肺痿
肺痿即皮痿。

主症：两脚痿软不用，胸中烦热口渴，干咳无痰，咽喉不利，小便赤热，皮毛干燥。舌红苔黄，脉细数。

治法：清肺润燥。

方药：清燥救肺汤，方见"肺痿篇"。

加减法：痰多者，加贝母 6g，瓜蒌 10g；血枯者，加生地黄 15g；热盛者，加犀角 0.3g，羚羊角 0.3g，或牛黄 0.3g。

（二）心痿
心痿即脉痿。

主症：脚胫痿软无力，胫节纵而不任驰，心中烦悸短气，口渴溺赤。舌红少苔，脉细数。

治法：滋阴养血。

方药：天王补心丹，方见"虚劳"。

（三）肝痿

肝痿即筋痿。

主症：筋脉挛急，屈伸不利，惊悸不安，口渴，饥不欲食。舌红苔少，脉弦细而数。

治法：养血清肝。

方药：滋水清肝饮（《医宗己任篇》）。

生地黄 15g　山萸肉 10g　茯苓 15g　当归 6g　山药 15g　牡丹皮10g　泽泻 10g　白芍 10g　柴胡 10g　山栀 6g　大枣 4 枚

加减法：酌加阿胶 10g，肉苁蓉 15g，润燥养血。

（四）脾痿

脾痿即肉痿。

主症：口渴频仍，肌肉硬化，麻木不仁，便结溺赤，腹满食少。舌淡苔少，脉缓。

治法：扶脾益胃。

方药：沙参麦冬汤，方见"肺痈"。

加减法：酌加莲米 10g，薏苡仁 15g，山药 15g，金银花 15g。

（五）肾痿

肾痿即骨痿。

主症：腰脊拘挛，不能久立，行动艰难，头晕目眩，或遗精阳痿。舌赤无苔，脉沉细缓。

治法：滋肾壮阳。

方药：加味虎潜丸（《时方歌括》）。

人参10g　黄芪15g　杜仲15g　菟丝子10g　茯苓15g　补骨脂15g　山药15g　枸杞子15g　黄柏6g　知母6g　熟地黄15g　龟板15g　白芍10g　当归10g　牛膝6g　虎胫骨30g　锁阳18g　陈皮10g　猪脊髓60g（蒸熟）

上药共研细末。同炼蜜为丸，每服20g，每日1～2次。

（六）湿热痿

主症：两脚痿软微肿，扪之微热，或自觉脚胫热气上腾，喜凉恶热，身重面黄，肌肉消瘦，小便赤涩热痛。舌苔黄腻，脉濡数。

治法：清热渗湿，通络坚阴。

方药：加味二妙散（《丹溪心法》）。

苍术10g　黄柏10g　龟板15g　草薢10g　防己10g　牛膝6g　当归6g

〔按〕

痿证湿热型，根据历代方书治疗效果不太显著，建议采取《医宗金鉴》湿热脚气治法，分虚实治疗。虚湿热，用当归拈痛汤（方见"痹证"）；实湿热，用加味苍柏散（方见"痹证"）。

三十六、历节

历节是以关节剧烈疼痛，甚则变形不能屈伸，初起时从一个关节发病，逐渐遍历多个关节，变形或损害者，称为历节。

历节的特征，是从初起的关节开始，消失后第二个关节又痛，依次痛肿而走，故称为历节。另有白虎历节之名。以白虎为西方金神，秋金得令，西方属庚金，谓之金风。历节风，以风从虎，故称为白虎历节。

该病起因极为复杂，因其身体的强弱，故发病亦有轻重。究其病因，不外气血虚弱，络脉空虚，或汗出当风，天热汗出冒雨或久浴冷水，或久居阴湿之地，致使风寒湿热乘虚而入，流注于筋骨，浸淫于四肢及关节，阻碍气血之运行，发为历节。如混同痹证（现代医学的风湿性关节炎等）治疗，不但难于治愈，甚至终身遗患。

历节的治法，虚实并见者多，因病程日久，用药治疗难见急效，病属慢性，方药宜缓不宜急，缓则生效，急则生变，兹分四型辨治。

（一）血虚风入

主症：初起仅有少数小关节疼痛，屈伸不利。数日后，另换几个关节疼痛，痛后红肿不消，兼有发热恶风寒。苔白滑，脉浮缓。

治法：养血祛风。

方药：小续命汤，方见"中风"。

辅助疗法：

1. 木炭灰 500g，蚯蚓 60g，红花 15g，合炒，以醋拌匀，布包成 2 包，乘热熨痛处，每日熨 1～2 次。

2. 松节 500g，浸酒，每次服 15g，每日服 3 次。

（二）阳虚血寒

主症：关节剧烈疼痛，不得屈伸，痛处微肿恶寒，皮色变暗。舌淡，脉沉涩。

治法：通阳祛寒。

方药：乌头汤（《金匮要略》）。

川乌 15g　麻黄 6g　白芍 15g　黄芪 15g　甘草 6g　蜂蜜适量兑服

辅助疗法：

1.生川乌 3 个，杵为细末，醋调匀成糊状，摊布上贴于痛处。痛止后即取下，不宜久贴。

2.蓖麻子 30g（去壳），生草乌 15g，乳香 10g，分别研细，猪油炼熟去渣，将药末放入冷猪油内，和匀后涂患处，以手摩至皮肤灼热为止。

3.炒川乌 30g，五灵脂 30g，没药 10g，乳香 10g，当归 10g。共为细末，合醋糊丸，每次 6～10g，每日 2～3 次，酒送下。忌油腻，孕妇忌服。

（三）阴虚血热

主症：疼痛反复发作，延及肘、肩、股、膝等关节，灼热疼痛，手足拘挛，消瘦，小便黄。舌赤，脉细数。

治法：滋阴清热。

方药：地骨皮饮（《太平惠民和剂局方》）。

生地黄 15g　白芍 10g　当归 10g　川芎 10g　地骨皮 10g　牡丹皮 10g

辅助疗法：

1.地龙 30g（去土炒），麝香 0.1g（另研），共为细末，每服 3g，酒送下。

2. 蚕沙 250g，酒 500g。将蚕沙炒黄，浸酒内 7 日，每服 10 ～ 15g，每日 2 ～ 3 次。

（四）气虚痰滞

主症：筋骨酸重冷痛，关节肿大，肌肤麻木，艾灸热熨疼痛稍减，熨后仍痛。气短面色苍白。舌苔白滑，脉缓。

治法：祛痰益气。

方药：阳和汤（《外科证治全生集》）。

熟地黄 15g　白芥子 10g　炮姜 10g　麻黄 6g　鹿角胶 30g　肉桂 6g　甘草 3g

辅助疗法：

薏苡仁 60g，附片 15g，黄芪 30g，鹿角霜 30g，水煎服。

巴蜀名医遗珍系列丛书

三十七、风湿病

风湿的病因主要是当风取冷，如过吹风扇，或入冷水中浴，以及衣裹冷湿，或患其他疾病汗出未透即更换衣服等。风入人体后，与体内湿气相合，即病风湿。这种风湿不同于现代医学的风湿病和类风湿关节炎。从中医病种来说，是属于表证范畴，不同于寒湿。寒湿不兼风，风湿则不兼寒。

风湿初起，虽属表证，但若辨证不清，用药不切，则病变反复难愈。此病既宜汗解，又忌大汗，如《金匮要略·痉湿暍病脉证》说："若治风湿者，发其汗，但微微似欲出汗者，风湿俱去也。"其原因：风为阳邪，其性急速而多变；湿为阴邪，行缓而呆滞，如汗出急骤，阳从汗泄，不能蕴蒸湿气，形成风气去而湿独留，湿气郁蒸肌肉，汗愈大而热反不解，故宜微汗而风湿俱解矣。

主症：风湿相搏，一身尽疼痛，不得屈伸，近之则痛剧，发热恶风寒，不欲去衣，或身微肿，头胀痛，小便不利。苔白，脉浮缓。

治法：祛风除湿。

方药：除湿汤，方见"类中风"。

加减法：头痛甚者，加僵蚕 10g，菊花 15g，蔓荆子 10g；肌肉痛甚者，加独活 10g，蒺藜子 10g，赤小豆 15g，薏苡仁 15g；口渴者，加连翘 10g，天花粉 6g。

其他可与《温病条辨》加减木防己汤、宣痹汤、杏仁薏苡汤互相参考。

三十八、寒湿

吴鞠通说："湿之为物也，在天之阳时为雨露，阴时为霜雪，在山为泉，在川为水，包含于土中者为湿。其在人身也，上焦与肺合，中焦与脾合，其流于下焦也，与少阴癸水合。"这说明寒湿变化极大，病变亦多，合于人身，除少阳经外，太阳、阳明、太阴、少阴、厥阴均易病湿。脾胃居中，为湿土，湿邪侵入人体后，极易与脾胃土气相合。湿从寒化，则多病寒湿。湿从热化，则病湿热或湿温，不属本病范围。

（一）太阳寒湿

应有经腑不同之分。

1. 经证 太阳经证多因露卧卑湿，衣裹冷湿，汗出入水中浴等感受天地雨露之湿。

主症：发病急骤，恶寒发热，头身重痛，甚则筋痛拘急。舌白，脉浮缓。

治法：温经散寒。

方药：十神汤（《医宗金鉴》）。

升麻 10g　粉葛 15g　川芎 10g　麻黄 6g　白芍 10g　香附 10g　白芷 10g　陈皮 10g　紫苏叶 10g　生姜 10g　葱白 10g　甘草 3g

2. 腑证 太阳经气未罢，寒邪随太阳经气下入膀胱，致膀胱寒水之气不化，发为膀胱寒湿。

主症：头晕恶寒，少腹冷痛而胀，小便不利，口渴饮热。苔白厚，脉沉缓。

巴蜀名医遗珍系列丛书

治法：温阳化气。

方药：附子五苓散（《医宗金鉴》）。

附子 15g（久煎） 茯苓 15g 桂枝 10g 白术 10g 猪苓 10g 泽泻 10g

（二）阳明寒湿

应有经、腑之分，且系表里之别。

1. 经证 经证的病因亦多外邪，以阳明主肌肉，在肤表之邪未尽，而传于阳明之表。

主症：头额胀痛，遍体肌肉酸胀，关节疼痛，不饥。舌白，脉缓。

治法：除湿解肌。

方药：杏苡汤（《温病条辨》）。

杏仁 10g 薏苡仁 15g 厚朴 15g 桂枝 10g 防己 6g 白蒺藜 10g 生姜 10g 半夏 15g

2. 腑证 既有口食寒物，又有鼻吸寒气，更有过用寒凉阴润之药物，皆入胃中化生寒湿。

主症：胃脘冷痛，痞闷不适，甚则呕吐清水，不喜食。苔白滑，脉缓。

治法：温中散寒。

方药：理中汤，方见"虚劳"。

加减法：呕吐者，加吴茱萸 3g，广陈皮 10g，母丁香 6g；脘闷不适者，加半夏 15g，砂仁 6g（即砂半理中汤），以苍术易白术；腹胀者，加厚朴 15g，桂枝 10g；虚寒甚者，加白胡椒 6g，红豆蔻 6g；舌苔腐白，肛坠痛，便不爽，不喜食者，去甘草，加附片 15g，广陈皮 10g，厚朴 15g。

（三）太阴寒湿

三阴寒湿均无腑证，只有虚实之分，所谓虚，是指正气虚；所谓实，是指邪气实。故辨证用药各有不同。

1. 实证

主症：痞结胸满，不饥不食，苔白厚，便不爽，脉缓。

治法：苦辛通降，温脾除湿，轻则半苓汤，重则厚朴草果汤。

方药：

（1）半苓汤（《温病条辨》）

黄连 6g　茯苓 15g　半夏 15g　厚朴 15g　通草 3g

加减法：或加山楂肉 15g，神曲 15g。

（2）厚朴草果汤（《温病条辨》）

厚朴 15g　草果仁 6g　半夏 15g　茯苓 15g　陈皮 10g　杏仁 10g

2. 虚证

主症：不食不寐，大便窒塞，浊阴凝聚，阳伤腹痛，痛甚则肢逆。舌白滑甚则灰，脉迟。

治法：散寒通阳。

方药：椒附白通汤（《温病条辨》）。

附片 15g（久煎）　川椒 6g　干姜 10g　葱白 15g　猪胆汁 5g（兑服）

（四）少阴寒湿

1. 实证

主症：头晕眩欲倒，身体肌肉跳动，心悸畏寒，骨节疼痛，二便调和。舌白，脉沉细缓或迟。

治法：温阳散寒。

方药：真武汤，方见"感冒"。

加减法：体痛甚者，加独活10g，薏苡仁15g，秦艽15g，以苍术易白术；小便不利者，加桂枝10g，茵陈10g；少腹胀痛者，加细辛6g，花椒6g，吴茱萸6g；腰痛者，加小茴香10g，杜仲15g；如伴哮喘者，加半夏15g，砂仁10g，胡芦巴10g，补骨脂15g；心悸多汗者，加龙骨30g，牡蛎30g。

2. 虚证　足少阴肾经为元阳之根，与足太阴脾经互为表里，肾阳虚衰，脾阳亦因之而衰。

主症：头晕畏寒，手足不温，骨节酸痛，脚跗浮肿，懒言少气。舌淡苔白，脉虚缓无力。

治法：温阳补虚。

方药：四逆汤，方见"失音"。

元阳虚甚，体寒骨痛者，宜温补元阳。

方药：附子汤，方见"高血压"。

久病阴阳两伤，少腹肛坠，腰胯脊髀酸痛，由脏腑伤及奇经者，宜温阳补虚。

方药：参茸汤，方见"眩晕"。

（五）厥阴寒湿

主症：暴感寒湿成疝，寒热往来，脉弦反数，舌白滑或无苔不渴，当脐痛或胁下痛（此寒湿入于任脉发为疝者）。

治法：温阳散寒湿。

方药：椒桂汤，方见"心悸与怔忡"。

　　寒湿久郁厥阴经脉，入于血分，手足厥寒，脉微细欲绝，宜加强温经散寒止痛之力。

　　方药：当归四逆加吴茱萸生姜汤，方见"腹痛"。

三十九、湿热证

湿热证型，本属温热病。但由于内科中很多病种夹杂湿热，在治疗中，清治湿热，它病自愈。湿热证的特性固然以长夏湿土司令之时盛行，发病率高，但土气旺于四季之月各十八日，故四季皆有，在我国辽阔土地上亦多发本病。因为宇宙之湿与人体脾胃之气相合，化生湿热，故湿热证多并发于多种疾病之中。

湿热证发病因素应从外感、内生两个方面理解，外感天气之湿热有两种途径，一是邪随人体呼吸经由口鼻而进入内脏；二是久居卑湿，或露卧当风，湿热之邪从肤表感受，深入内脏。内生之湿热不外素体湿热之人，饮食不慎，过食寒凉生冷之物或辛辣厚味，致使脾胃运化失常，聚湿生热。

外感湿热初起，均有始恶寒，后但热不寒，汗出胸痞，舌白，口渴不引饮的提纲症状。

内生湿热的主要症状是胸闷脘痞，腹满不欲食，四肢困倦。舌苔黄白。

根据湿热证的特殊情况，可概括归纳为八种不同证型，其辨治如下：

（一）湿盛于热

主症：恶寒，身重头痛，胸闷不饥，口不渴或渴不多饮。苔薄白，脉微数。

治法：除湿清热。

方药：《温热经纬·湿热病篇》第三条方。

滑石 15g　大豆黄卷 30g　茯苓皮 15g　苍术 10g　藿香叶 10g　鲜荷叶 15g　通草 3g　桔梗 10g

（二）热盛于湿

主症：湿渐化热，手脚心热，胸闷脘痞，口渴心烦，身痛，溺黄赤，大便不爽。舌根白，舌尖红，脉数。

治法：清热除湿。

方药：黄芩滑石汤，方见"高血压"。

加减法：或加金银花 15g，茵陈 10g，薏苡仁 15g，赤小豆 15g。

（三）湿热各半

主症：头重身痛，骨节烦疼，胸脘痞闷，食少，小便浑黄。苔黄白，脉数。

治法：清热利湿，连翘赤豆饮合茯苓皮汤。

方药：

1.连翘赤豆饮

方见"咳嗽"。

2.茯苓皮汤

方见"便血"。

（四）湿热郁滞三焦

主要是指现代医学流脑、乙脑之类，在中医温病门中，尤其寅申少阳相火司天之年，以及己亥厥阴风木司天之年，多见这类暴发表证和急证。

主症：三四日即口噤，四肢牵引拘急，甚则角弓反张，此湿热侵入经络脉隧中。

治法：急则治标，清热息风。

方药：《温热经纬·湿热病篇》第四条方，方见"痉病"。

（五）湿热壅痹经络

主症：湿聚热蒸，蕴于经络，寒战热炽，骨骱烦疼，面目萎黄，食少，二便不利。舌色灰滞，脉数。

治法：清热除湿，宣痹通络。

方药：《温病条辨·中焦篇》宣痹汤，方见"腰痛"。

（六）湿热蒙蔽心包

主症：上焦湿热失治未清，乘虚内陷，心神恍惚，谵语烦躁，渴欲饮凉，二便不利。舌红，苔黄，脉数有力。

治法：辛开苦降，扶正祛邪，轻则三香汤，重则人参泻心汤。

方药：

1. 三香汤

方见"胸痛"。

2. 人参泻心汤（《温病条辨》）

人参 10g　干姜 10g　黄连 6g　黄芩 10g　枳实 10g　白芍 10g

（七）湿热滞下

主症：《温热经纬·湿热病篇》第四十一条：湿热内滞太阴，郁久而为滞下，其证胸痞，腹痛下坠窘迫，脓血黏稠，里急后重。脉软数。

治法：清热除湿，行气调滞。

方药：《温热经纬·湿热病篇》第四十一条方。

厚朴 15g　黄芩 10g　神曲 15g　广陈皮 10g　木香 6g　槟榔 10g
柴胡 10g　葛根 10g　银花炭 15g　荆芥炭 10g

加减法：大便坠甚者，加当归 10g，白芍 12g，炙甘草 3g。

（八）湿热发黄

主症：湿热发黄不一定概属黄疸，凡湿热熏蒸肌肉，都可引起发黄。其证目黄、面黄，甚则遍身俱黄，小便浑黄，胸闷食少，便溏，午后身热，或日晡潮热，或手脚心热。脉大数。

治法：清热利湿，湿热郁于肌表发黄，连翘赤豆饮；黄而肿胀，湿热入里，二金汤。

方药：

1. 连翘赤豆饮

方见"咳嗽"。

2. 二金汤（《温病条辨》）

鸡内金 10g　海金沙 10g　厚朴 15g　大腹皮 10g　猪苓 10g　通草 3g
加减法：可加茵陈 10g，薏苡仁 15g，赤小豆 15g，金钱草 30g。

四十、脚气

脚气病在临床上是常见多发病，广大农村及雨湿过多、沿海卑湿地区多发是病。

脚气的病因，是内伤湿热，外感风寒，内外相合，发为脚气。以湿为阴邪，多兼秽浊，浊邪居下，注于脚部，故病脚气。

脚气与现代医学的丝虫病不同。丝虫病，俗名大脚病、象皮腿，是整个大腿及小腿肿硬、变形长大，凹凸不平，鼠溪部（即腹股沟处，俗称羊子窝处）周期性鼓包，身即寒热似疟，一周以后鼓包消失，寒热亦平，只是腿不消肿，日久又反复发作。脚气病较易治疗，丝虫病疗效较差。

脚气病的治疗分湿脚气、干脚气、脚气冲心三型，处方用药如下：

（一）湿脚气

主症：两脚浮肿无力，腰腿酸软重着，行动不便，形寒胫冷，或头痛恶寒发热。舌白苔腻，脉缓。

治法：通络祛湿，温经散寒。

方药：鸡鸣散（《证治准绳》）。

陈皮 10g　桔梗 10g　生姜 10g　紫苏叶 10g　木瓜 15g　槟榔 10g　吴茱萸 3g

加减法：若头身重痛，恶寒发热，为湿在肌腠、经络，加防风 10g，独活 10g，防己 6g，取风能胜湿之义；若小腹胀，身困脚软无力，为湿伤脾阳，加苍术 10g，大腹皮 10g，厚朴 15g，以运脾除湿；若身冷脚寒，两脚疼痛，脉沉迟，苔细白，为脾肾阳虚，加附片 15g，白术 10g，松节 30g，木通 6g，以温经散寒，除湿通络；小便不利，为湿盛于下，有化热之趋势，原方去吴茱萸、生姜，加薏苡仁 15g，红饭豆 15g，茯苓 15g，泽泻 10g，导湿热以下行。

若两脚红肿、灼热疼痛，小便短赤，为湿郁化热，宜清热渗湿，通络坚阴。

方药：加味二妙散，方见"痿证"。

〔按〕

湿热脚气若日久失治，每有虚实两型之分：虚湿热者，用当归拈痛汤（方见"痹证"）；实湿热者，用加味苍柏散（方见"痹证"）。

（二）干脚气

主症：两脚不肿，不热而疼痛，麻木冷强，饮食减少，少腹不仁。舌淡白，脉沉细。

治法：温经散寒。寒实用五积散加附子，寒虚用独活寄生汤。

方药：

1. 五积散

方见"痹证"。

2. 独活寄生汤

方见"痹证"。

（三）脚气冲心

为湿热郁久化热伤阴，热毒循三阴经脉上冲于心。

主症：心胸筑筑悸动，呼吸迫促，呕吐不食，面色晦暗，神志恍惚，鼻煽唇紫，舌绛津亏，口渴，脉细数。

治法：解毒开窍，犀角散；清热凉血，紫雪丹。

方药：

1.犀角散（《太平圣惠方》）

犀角 1g　麦冬 15g　枳壳 10g　紫苏 10g　防风 10g　沉香 6g　木香 6g　赤茯苓 15g　槟榔 6g

2.紫雪丹

方见"痉病"。

四十一、噎膈

噎膈是吞咽困难，饮食不下，下咽即吐的一种症状。究其噎与膈，不过是轻与重之不同；另一种意义是病位的高下，深浅不同而已。噎是咽部梗塞，饮食到咽部即吐；膈是咽部下端膈间梗塞，影响食道下端，饮食到咽部下端即吐。二者都有互相为因的作用。中医书籍称贲门不纳为噎膈。

噎膈与反胃必须鉴别，噎膈是胃的上口缩小，贲门不纳；反胃是胃的下口缩小，幽门不放，又称为翻胃。

噎膈与呕吐的鉴别，噎膈是胃之上口阻碍，食入即吐或食已即吐；呕吐是胃失和降，胃气上逆，或食物中毒致胃气不和而呕吐。

噎膈接触临床复合病因为多，具体归纳不外虚实两端，实者多忧思郁怒，气郁痰结，津液不润，食道发生变化，致使贲门不纳。其次多饮食不节，长期酒食辛辣厚味，或生冷太过，食道受其刺激，阻隔不通，久则气血痰凝，瘀阻不通；虚者则系大病久病之后，气血不荣，精血日渐枯槁，故食道闭塞，发生噎膈。

（一）忧思郁怒，气郁痰结

主症：吞咽困难，胸脘胀满痞闷而痛，噫气，口干咽燥，大便艰涩，形体日瘦。舌质红，脉弦细而涩。

治法：开郁润燥，利膈散结。

方药：启膈散（《医学心悟》）。

丹参 15g　郁金 10g　荷叶蒂 15g　砂仁壳 10g　沙参 15g　川贝母 10g　茯苓 15g　杵头糠 30g（或用淘米水代）

加减法：或以明沙参（明党参）易沙参，浙贝母易川贝母。

如津液亏甚者，加玄参 15g，麦冬 15g，白蜜适量，增液润燥，或用景岳《验方新编》五汁饮：梨汁、藕汁、韭菜汁、生姜汁、牛乳，根据年龄大小，病情轻重，各药适量酌服。如大便干结或不通，可间服大黄甘草汤（《金匮要略》）：大黄 15g，甘草 6g。

（二）饮食不节

有寒热之分。

1. 热证

主症：吞咽困难，口燥，大便干燥。舌红少苔，脉数。

治法：养胃生津。

方药：五汁饮（《温病条辨》）。

藕汁　荸荠汁　梨汁　芦根汁　麦冬汁各等分适量

加减法：加金银花 30g，石斛 10g，天花粉 10g。

服法以开水泡，代茶呷服（饮）。

2. 寒证

主症：吞咽困难，口燥不渴，苔白舌淡，大便或溏或燥，脉缓或迟。

治法：温中散寒。

方药：四君子汤加味（《太平惠民和剂局方》）。

人参 50g　茯苓 15g　白术 10g　甘草 3g　丁香 6g　沉香 6g

（三）瘀血内结

主症：食入拒隔复吐出，甚则水浆不入，胸部刺痛，大便坚如羊屎，甚至吐下赤豆汁，肌肤干燥，形体瘦削。舌质青紫，脉细涩。

治法：滋阴养血，破结行瘀。

方药：通幽汤（《兰室秘藏》）。

生地黄 15g　熟地黄 15g　桃仁 10g　红花 10g　炙甘草 3g

加减法：甚者，加三七 10g，没药 10g，丹参 15g，赤芍 10g，五灵脂 10g，蛴螬 10g，或加海藻 15g，昆布 30g，浙贝母 10g，瓜蒌 10g。

如大便不下，闭结不通者，可暂服汞硫散（《医宗金鉴》）：水银 3g，硫黄 6g。先将硫黄碾细，加入水银，共碾如墨即成散，以老酒（即黄酒）、姜汁调服。

（四）气血虚羸

主症：饮食不下，肌肉瘦削，少气懒言。舌淡少津，脉细弱。

治法：气血双补。

方药：人参养荣丸，方见"痉病"。

辅助疗法：

1.马宝：刀削为末，纳乳钵内擂细，每服 3g，每日 3 次，淡糖开水送下。

2.狗宝：服法、用量同马宝。

3.茴香虫：若干条用瓦器烧热焙干碾末，淡糖开水调服，每服 3g，每日 2 次。

4.玉枢丹（有成药），开水调服。

5.猴枣散（有成药），按说明服。

〔**按**〕

1.噎膈证包括现代医学的食道癌、食道痉挛、食道狭窄、食道憩室等，更与中医学的反胃、呕吐均互相关联，互相转化。在治法中，每多互相借方用药，收获颇大。

2. 本病多属慢性，可结合西医药治疗。医者、病员不能急躁，用药宜缓，否则急则生变，预后不良。病员除药物治疗外，适当锻炼身体，可练习太极拳、静功等，增强抗病能力。不能增加精神负担。

3. 本病后期，胸痛、便硬如羊屎，吐沫呕血，水浆难入，均属险证。

四十二、呕吐

呕吐的病因，不外寒热虚实以及肝气乘胃，冲气上逆，引起胃失和降，发生呕吐。中医学分有物有声谓之呕，有物无声谓之吐，无物有声谓之哕（即干呕）。名虽然不同，临床具体表现三者之间多互相并发，单独出现者少。

现代医学中的急性胃炎、急性胃肠炎、胃神经官能症（胃肠功能紊乱），以及食物中毒，妇科门的妊娠恶阻等都是胃失和降所致。

呕吐可概分五型，辨治如下：

（一）外寒入中

主症：突然呕吐，或兼恶寒，发热，头身重痛，胃脘痞闷，食少噫气。舌白，脉浮缓。

治法：解表和中。

方药：藿香正气散，方见"感冒"。

（二）饮食不节

1. 过食辛辣厚味伤中

主症：呕吐酸腐，噫气频作，口渴心烦。苔黄浊厚腻，脉滑实。

治法：清胃降逆，竹茹汤或黄连温胆汤加黄芩。

方药：

（1）竹茹汤（《普济本事方》）

竹茹 15g　陈皮 10g　栀子 6g　枇杷叶 10g　生姜 10g　大枣 4 枚　半夏 15g　甘草 3g

巴蜀名医遗珍系列丛书

（2）黄连温胆汤

方见"失眠"。

暴饮暴食而吐者，宜消食导滞，保和丸。

方药：方见"牙痛"。

2. 过食生冷伤中

主症：呕吐时作，脘痞胃痛，胸闷不舒。苔白厚，脉缓或迟。

治法：温胃降逆。

方药：丁萸理中汤，方见"胃痛"。

加减法：可酌加荜茇 6g，白胡椒 6g，砂仁 6g，半夏 15g，生姜 10g，增强温胃散寒作用。

（三）肝气乘胃

主症：呕吐吞酸，嗳气频频，胸胁满痛，胸闷不适。舌红苔少，脉弦。

治法：扶土抑木，柴芍六君汤合左金丸。

方药：

1. 柴芍六君汤（《太平惠民和剂局方》）

柴胡 10g　白芍 10g　人参 10g　茯苓 15g　白术 10g　半夏 15g
陈皮 10g　甘草 3g

2. 左金丸（《丹溪心法》）

黄连 6g　吴茱萸 1g

（四）妊娠呕吐

主症：呕吐不止，精神不振。苔白脉滑。

治法：补土镇逆。

方药：干姜人参半夏丸（《金匮要略》）。

干姜10g　人参10g　半夏15g

（五）脾胃虚寒

主症：饮食稍多即吐，时作时止，面色㿠白，倦怠乏力，四肢欠温，大便溏薄。苔薄白，脉沉缓或迟。

治法：温肾补脾。

方药：附子理中汤，方见"类中风"。

可酌情加味使用。

辅助疗法：

1. 灶心土，煎水澄清服，温胃止呕。

2. 地浆水（即黄泥巴水），澄清煎服，清胃止呕。

3. 生姜、红糖，煎水服。

4. 白矾少许，化水服。

四十三、反胃

反胃是指饮食入胃，完谷吐出，朝食暮吐，暮食朝吐，又称胃反、翻胃。

反胃的发生，多由过食生冷，中阳受伤，或脾肾阳衰，运化失常，水谷不化，寒邪阻闭幽门，使幽门不放，浊阴之气上逆所致。

（一）脾胃虚寒

主症：食后脘腹胀满，朝食暮吐，暮食朝吐，宿谷不化，神倦乏力，面色不华。舌淡苔薄，脉细缓无力。

治法：温中降逆。

方药：丁香透膈散（《太平惠民和剂局方》）。

人参 10g　白术 10g　香附 10g　砂仁 6g　丁香 6g　麦芽 15g　木香 6g　白豆蔻 6g　神曲 15g　炙甘草 3g

（二）脾肾虚寒

主症：久吐不止，形体衰败，面白无华，四肢欠温。舌淡苔白，脉沉细而缓。

治法：温肾补脾。

方药：桂附理中汤（验方）。

人参 10g　白术 10g　干姜 10g　甘草 3g　附片 15g（久煎）　肉桂 6g

（三）气虚津伤

主症：胃反日久，气怯神疲，唇口干燥，大便秘结。舌红苔少，脉虚细而数。

治法：益气生津，降逆止吐。

方药：大半夏汤（《金匮要略》）。

人参 10g　半夏 15g　白蜜适量

四十四、呃逆

呃逆是"客气动膈",气逆于上所致。俗名为打嗝。其证呃呃连声,声短而频。《内经》《金匮要略》亦称为哕,它与咳逆、干呕、噫气不同,咳逆是咳之甚者,干呕是无物有声,噫气是饱食之息,俗名打饱嗝。

呃逆的发生,多由脏腑气机不顺,客气上逆动膈。所谓"客气",是指过食生冷,中阳受伤,寒湿内生,阴寒之气上冲于膈;或过食辛辣烟酒等物,郁久化热,上冲膈间;热郁化火,火随气升,上逆冲膈;或情志不遂,忧思郁结,致肝气横逆,上逆于膈;肝气郁久,导致气滞血瘀,阻于膈间;大病久病之后,脾肾虚弱,肾气衰败,下元不固,厥气上逆而为呃。

呃逆有虚实寒热的不同,兹分型辨治如下:

(一)过食生冷,中阳受伤

主症:呃声沉缓而有力,胃脘痞闷,得热则减,得寒增剧,口中和。苔白脉缓。

治法:温中降逆。

方药:丁香透膈散,方见"反胃"。

辅助疗法:

1.紫苏叶、生姜、红糖适量,煎水服。

2.艾灸膻中、中脘、气海、足三里。

3.生姜10g,半夏15g,煎水服。

4.竹茹15g,柿蒂10g,姜汁数滴,煎水服。

（二）过食辛辣，郁久化热

主症：呃声频频而有力，胸中烦热，口渴，大便干燥，小便黄。苔黄脉数。

治法：清胃降逆。

方药：黄连温胆汤，方见"失眠"。

加减法：可酌加紫苏叶 3g，麦冬 15g，柿蒂 10g，金银花 15g。

（三）热郁化火，火随气升

主症：呃声洪亮，连连不断，口燥唇红，心中烦热，大便干燥，小便黄赤。舌赤，苔少，脉细数。

治法：升津降火。

方药：麦门冬汤，方见"肺痿"。

加减法：火热盛者，加竹茹 15g，栀子 6g，柿蒂 6g；心烦口渴者，加知母 10g，石膏 15g；舌红苔少者，加人参 10g，生地黄 15g，玉竹 10g，石斛 10g，天花粉 10g；大便不通者，加大黄 10g。

（四）忧思郁结，肝气横逆

主症：呃声频仍，胸胁痞胀或痛，食少，或寒热。心烦舌赤，脉弦数。

治法：利气调肝。

方药：柴胡疏肝散，方见"胁痛"。

加减法：可酌加旋覆花 10g，代赭石 30g，佛手片 15g。

（五）气滞血瘀，逆气上冲

主症：噫气急呃，呃声重而频频，胸中刺痛，大便色黑，舌上瘀点，面色不荣，脉涩。

治法：调气活血。

方药：膈下逐瘀汤，方见"胸痛"。

（六）脾肾虚弱，冲气上逆

主症：呃声低微而断续，短气不续，面色淡，食少困倦，腰膝酸软，手脚欠温。舌淡，脉沉细而弱。

治法：温肾纳气。

方药：黑锡丹，方见"哮喘"。

四十五、霍乱

霍乱的病名，源于《伤寒》："呕吐而利，此名霍乱。"意思是说发病仓促，挥手之间，气血阴阳发生变乱，引起上吐下泻，腹痛急剧的一种疾病，故名霍乱。

霍乱的发病，多因饮食不慎，病从食道进入人体或感受秽浊之气，邪从呼吸道而入，二者都可发生是病。

霍乱的主因，虽属外界传染所引起，究其病性，既有寒证、热证之不同，更有寒热错杂之分。是病发生另有一种症状是欲吐不吐，欲泻不泻，腹中绞痛，脘闷难忍。多系饮食秽浊郁滞中焦，上下不通，一般称为干霍乱证，俗名绞肠痧。

中医学的霍乱，包括现代医学的霍乱和急性胃肠炎。

（一）寒湿霍乱

1. 轻证

主症：吐泻暴作，腹痛或不痛，下利清稀，不甚臭秽，四肢欠温，胸脘痞闷。苔白厚，脉缓。

治法：温中燥湿，运脾和胃。

方药：雷氏治乱保安法方（《时病论》）。

广藿香 10g　台乌药 10g　广木香 6g　制半夏 15g　白茯苓 15g　茅苍术 10g　阳春砂仁 6g　伏龙肝 60g

加减法：转筋肢厥者，加吴茱萸 3g，木瓜 10g；吐利身倦者，加党参 15g，白术 10g，炮姜 10g；胸腹满闷者，加厚朴 15g。

2. 重证

主症：吐泻不止，面色苍白，目眶下陷，手脚逆冷，头汗出，转筋拘急。舌淡苔白滑，脉沉细。

治法：温补脾肾，回阳救逆。

方药：附子理中汤，方见"类中风"。

加减法：四肢厥冷者，加肉桂 6g；腹痛甚者，加吴茱萸 3g，丁香 6g；吐甚者，加砂仁 10g，荜茇 6g。

（二）湿热霍乱

主症：吐泻骤作，吐泻物如米泔水汁，或呈喷射状，脘闷心烦，口渴饮凉，甚则转筋拘挛，或头痛，发热。舌红苔黄腻，脉濡数。

治法：苦寒泄热，舒筋化湿。

方药：蚕矢汤（《霍乱论》）。

晚蚕沙 10g　木瓜 10g　大豆黄卷 30g　薏苡仁 15g　黄连 6g　通草 3g　半夏 15g　黄芩 10g　山栀 6g　吴茱萸 3g

如神志昏迷，宜辟秽开窍，可兼服玉枢丹。

方药：玉枢丹（《片玉心书》）。

山慈菇 10g　续随子（千金子）10g　大戟 10g　麝香 0.3g　雄黄 3g　朱砂 10g　五倍子 10g（有成药）

（三）寒热错杂

主症：吐泻交作，腹痛消渴，气上撞心，身热，手脚逆冷，烦躁。舌红苔少，脉弦细数。

治法：辛苦酸甘，寒热互用。

方药：乌梅丸（《伤寒论》）。

乌梅 10g 细辛 3g 桂枝 10g 附片 15g（久煎） 人参 10g 黄柏 10g 干姜 10g 黄连 6g 川椒 6g（久煎） 当归 10g

（四）干霍乱

主症：卒然腹中绞痛，欲吐不得吐，欲泻不得泻，烦躁闷乱，甚则面色青黑，四肢厥冷。脉象沉伏。

治法：辟浊解秽，利气宣壅，救中汤送服玉枢丹。

方药：

1. 救中汤（《温病条辨》）

蜀椒 6g（久煎） 干姜 10g 厚朴 15g 槟榔 10g 陈皮 10g

加减法：厥者，加附子 15g（久煎）；转筋者，加桂枝 10g，防己 15g，薏苡仁 15g。

2. 玉枢丹

见本篇"湿热霍乱型"。

〔霍乱试探法〕

病人生吃黄豆数粒，觉生臭者否，觉香者是。

〔霍乱急救法〕

1. 一切霍乱病人，忌食米汤，宜饮姜糖开水。

2. 痛甚者，先以冷水拍手肘部（内弯处），继以金属器刮痧。

3. 白矾少许，调冷开水服。

4. 缠中指，刺指尖出血立止。

5. 灸人中、百会、涌泉、中脘、气海、丹田、三里，或隔姜灸。

6. 熨法

（1）切生姜数片贴小腹上，上隔布，用暖水壶灌滚开水，缓缓熨之。

（2）用温热性中药，如生附子、生川乌、生姜、桂枝、细辛、火葱、花椒、吴茱萸、小茴香，等份适量，炒热，盛布袋内缓缓熨小腹处。

（3）炒盐热熨。

7. 阴阳两脱，气血将终之重危证，除西药抢救外，以附片30g，人参15g，浓煎频频啜服。

8. 如临危重证，胃肠气绝，水剂不能吸收，汤药入口，从胃、肠、肛门直趋，大下不止者，则将附片、人参碾细末，开水调湿，以水少量频频冲下，使药物留于胃肠之间，保存胃气，不使胃肠之气绝脱而死。

四十六、泄泻

泄，是大便清稀；泻，是大便稀溏。《内经·素问》称为"泄"，《金匮要略》称为"下利"。后世医家称为"泄泻"，不包括痢疾。《医宗金鉴》将泄泻归为16种。泄泻不但属于多发疾病，且四季皆有。类型虽多，症状各不相同，究其病因，总不外外感、内伤两个方面，根据不同证型，具体辨证如下：

（一）湿泻

亦叫濡泻、水泻。

主症：便泻清稀，腹满肠鸣，或有腹痛，食少身倦，舌白脉缓。或兼寒热、身痛等表证。

治法：输脾利水，胃苓汤。兼表者，解表和中，藿香正气散。

方药：

1.胃苓汤（《丹溪心法》）

苍术6g　陈皮10g　厚朴15g　茯苓15g　白术6g　猪苓10g　泽泻10g　桂枝10g　甘草3g

加减法：苔厚者，以苍术易白术；胸腹满闷者，加砂仁6g，大腹皮10g。

2.藿香正气散

方见"感冒"。

（二）寒湿泻

又名洞泻、寒泻。

巴蜀名医遗珍系列丛书

主症：便泻鸭溏（又名鹜溏），清稀如水，腹痛雷鸣。苔白滑，舌淡，脉沉缓或迟。

治法：温阳散寒。

方药：附子理中汤，方见"类中风"。

加减法：寒甚者，加肉桂 6g；食少者，加砂仁 6g，厚朴 15g；痛甚者，加丁香 6g，高良姜 10g；呕者，加吴茱萸 3g。

（三）飧泄

主症：完谷不化，身倦食少，脘闷不饥，便坠苔少，脉缓无力。

治法：升阳益气。

方药：升阳益胃汤（《脾胃论》）。

黄芪 15g　白术 10g　人参 10g　黄连 6g　柴胡 10g　陈皮 10g　白芍 10g　羌活 10g　半夏 15g　独活 10g　茯苓 15g　泽泻 10g　防风 10g　炙甘草 3g　生姜 10g　大枣 4 枚

（四）脾气虚泻

主症：食即腹泻，腹满便溏，面色不华，肌肉消瘦。舌淡脉缓。

治法：补脾健胃。

方药：参苓白术散（《太平惠民和剂局方》）。

人参 10g　茯苓 15g　白术 10g　扁豆 10g　苡仁 10g　桔梗 10g　砂仁 6g　山药 15g　薏苡仁 15g　甘草 3g

（五）脾阳虚泻

主症：腹泻清稀，大便色白，日数行，腹满食少，或脘腹痛，四肢欠温。苔白，脉细缓无力。

治法：温理中阳。

方药：理中汤，方见"虚劳"。

加减法：腹痛者，加砂仁 6g，桂枝 10g；呕恶者，加黄连 6g，吴茱萸 3g；腹满者，加厚朴 15g，藿香 10g；便坠者，加木香 6g，粉葛 15g。

（六）肝脾阴虚泻

主症：久泻不止，大便灼热，潮热心烦，得食则烦热愈加，口渴舌干，不饥不食，或干咳无痰。舌红少苔，脉虚数。

治法：养阴生津。

方药：人参乌梅汤，方见"虚劳"。

加减法：或加白芍 10g，知母 10g，制首乌 15g。

（七）肾泻

有肾阳虚、肾气虚之不同。

1. 肾阳虚泻　此型多属急证。

主症：腹泻清稀，便色白，头晕，畏寒肢冷，腹痛。苔白厚，脉沉细缓或迟。

治法：温阳止泻。

方药：桂附理中汤，方见"反胃"。

加减法：食少者，加砂仁 6g；腹痛者，加丁香 6g，吴茱萸 3g。

2. 肾气虚泻　此型多属慢性。

主症：腹泻绵绵，经年累月，多五更肾泻（鸡鸣泻），它无特殊症状。

治法：温补肾气，轻则四神丸，重则双补汤。

方药：

（1）四神丸（《内科摘要》）

补骨脂 10g　肉豆蔻 10g　吴茱萸 3g　五味子 6g　生姜 10g　大枣 4 枚

（2）双补汤

方见"虚劳"。

（八）滑泻

是指诸泻日久不止，或止泻当中，内有邪气，治疗未尽，止泻过早。如中医的四君子汤、六君子汤、理中汤、健中汤、补中汤等升补剂、收涩剂，以及西医诸收敛药等强用、早用、久用、敛邪留中。

主症：泻下经年，缠绵不愈，一切饮食概不吸收，旋即泻下，甚则长期大便带痰涎黏液之物，舌脉无异。

治法：升阳补虚，轻则人参败毒散，重则八柱散。

方药：

1. 人参败毒散（《小儿药证直诀》）

人参 10g　茯苓 15g　枳壳 10g　桔梗 10g　柴胡 10g　前胡 10g　羌活 10g　独活 10g　川芎 10g　甘草 3g

加减法：防风 10g，粉葛 10g，荆芥 10g，可随证加入。

2. 八柱散（《医宗金鉴》）

附片 15g（久煎）　人参 10g　白术 10g　干姜 10g　诃子 10g　罂粟壳 10g　乌梅 10g　肉豆蔻 10g

（九）暑泻

主症：面色晦黯，汗出不止，口渴心烦。偏暑热泻者，便色黄糜而臭。苔黄腻，脉数，右大于左。

治法：清暑止泻。

方药：香薷饮（《时方歌括》）。

厚朴 15g　香薷 10g　扁豆 15g

加减法：口渴舌黄热甚者，加黄连 6g，名黄连香薷饮（《医方集解》）。其余加法，可与"类中风"新加香薷饮的加法互参。

偏暑湿泻者，大便清稀，腹痛拘急，胸闷。舌质红，苔白厚，脉缓大。

治法：温脾止泻。

方药：四加减正气散（《温病条辨》）。

藿香 10g　厚朴 15g　陈皮 10g　茯苓 15g　山楂肉 15g　神曲 15g　草果仁 6g

加减法：腹满者，加大腹皮 10g，麦芽 15g；食少者，加白豆蔻 6g，莱菔子 15g；苔厚者，加苍术 10g，黄连 9g；溺赤者，加茵陈 10g，薏苡仁 15g。

（十）伤食泻

亦名胃泻。

主症：噫气肠鸣，腹满食少，泻下黏秽，苔腻，脉滑实。

治法：和中导滞，轻则楂曲平胃散，重则枳实导滞丸。

方药：

1. 楂曲平胃散

方见"腹痛"。

2. 枳实导滞丸（《东恒十书》）

枳实 6g　白术 10g　茯苓 15g　黄芩 10g　大黄 15g　黄连 6g　泽泻 10g　神曲 15g

辅助疗法：

1.大蒜 1～2 个，烧熟，开水送服，治寒泻、热泻。

2.马齿苋，熬水服，治热泻。

3.陈年萝卜缨、红糖、生姜，煎水服。

4.酒烧皮蛋 1 个，蘸白糖服。

5.种萝卜头、红糖、生姜，煎水服。

〔按〕

1.凡治泻定分有邪、无邪，更应注意外感和内伤。外感者，解外和中；内伤者，和中调气。不能动辄过补、过敛、过收、过涩。恐留邪气形成久泻不止。

2.苔厚者先治舌苔，苔退而泻自止。暴泻例外，宜先止泻，留人治病，待泻止之后，用药调之，庶几无误。

3.慢性腹泻之善后，必得邪尽，证平脉平之后，从轻到重，从淡到浓，缓缓补之，以巩固疗效，免久虚变生他患。

〔预后〕

凡泄泻，形衰脉大，呃逆不止，手脚不温，大孔直出，泻无禁止，下泻上嗽等皆重危之候，宜中西医结合救治。

四十七、痢疾

痢疾，《内经》称为"肠澼""滞下"，《金匮要略》中包括在"下利"之中。所谓"肠澼"，是说肠间积有秽浊之物，引起大便不循常规，形成排便混乱的现象。所谓"滞下"，是指欲便不便，里急后重，甚则脓血稠黏。不同于泄泻欲便即便的症状。所谓"下利"，是把泄泻、肠澼笼统包括在内，勿不过分邪气的浅深，症状的轻重现象不同而已。

后世医家始将泄泻、痢疾分开立论，名词繁多。由于时代不同，写书方法不同，地区不同种种，不过是从病因、病理、邪气浅深结合不同症状发生，分寒热虚实，气分血分的病机来定的名而已。致病原因多为饮食不节等。如感寒邪者，称为寒痢；感热邪者，称为热痢。认为"伤气则下白，伤血则下赤，气血并伤，赤白兼下，湿热盛极，痢成五色"。各痢补涩过早，留滞邪气，后必变为休息痢。

中医学的痢疾，包括现代医学的急慢性细菌性痢疾、阿米巴痢疾。

痢疾的辨证治疗根据临床，从多发病着手用药，不外虚寒痢、湿热痢、五色痢、休息痢、久痢五种证型。

（一）虚寒痢

主症：大便滞塞，下痢清稀，食少神疲，四肢欠温，畏寒腰酸，甚则滑泻不禁。舌白滑，脉沉细而弱。

治法：偏寒实者，温阳散寒，椒附白通汤；偏寒虚者，温阳补虚，附子理中汤。

1.椒附白通汤

方药：方见"寒湿"。

巴蜀名医遗珍系列丛书

加减法：寒湿侵及血分，兼下血者，其色必晦黯有块，加桂枝 10g，侧柏叶 15g；兼转筋者，加木瓜 10g，吴茱萸 3g。

2.附子理中汤

方药：方见"类中风"。

加减法：如舌白厚腐，不欲饮食，肛坠痛，便不爽者，去甘草，加广陈皮 10g，厚朴 15g。

（二）湿热痢

内科临床不治病名而治病因，虽属痢疾，应不治痢而治痢之源。湿热痢应分三型治疗，即湿热偏湿盛、湿热偏热盛、湿热并盛。

1. 湿热偏湿盛

主症：神倦肢懒，不欲语言，四肢欠温，自利不爽，食少不饥，面色淡黄。舌白滑，脉缓。

治法：芳香化浊，利湿升清。

方药：四苓加木瓜厚朴草果汤（《温病条辨》）。

白术 10g　泽泻 10g　猪苓 10g　赤茯苓 15g　木瓜 10g　厚朴 15g 草果仁 6g　半夏 15g

加减法：或以苍术易白术；小便黄赤者，加茵陈；腹满者，加大腹皮 10g，藿香 10g。

若痢初起，湿热俱不盛者，宜清热化湿，调气行滞。

方药：芍药汤（《时方歌括》）。

黄连 6g　木香 6g　肉桂 6g　槟榔 10g　黄芩 10g　白芍 10g　当归 6g　甘草 3g

加减法：或以桂枝易肉桂。

2. 湿热偏热盛

主症：湿热郁久化热，气机不宣，胸痞腹痛，下坠窘迫，脓血稠黏，里急后重，脉软数。

治法：清热解毒化湿。

方药：《温热经纬·湿热病篇》第四十一条方，方见"湿热证"。

加减法：可加当归10g，白芍10g，调血。

3. 湿热并盛　痢疾之源，多由盛夏感受暑湿，至秋得金气之清肃，鼓邪外出而为是病。邪气久伏，蔓延三焦。

主症：胸中痞闷，潮热呕恶，烦渴自利，汗出，溺短赤。舌灰滑，脉数。

治法：湿热两清。

方药：杏仁滑石汤（《温病条辨》）。

杏仁10g　滑石15g　黄芩10g　橘红10g　黄连6g　郁金6g　厚朴15g　通草3g　半夏15g

（三）五色痢

多源于湿热盛极，过补、过敛、过凉、过热等所形成。它包括各家学说所谓热毒痢、鱼脑痢、噤口痢等。由于病毒轻重不同，脏气盛衰不同，多兼秽浊陷于肠间，夹杂而下，故成五色。

主症：食少或噤口不食，不饥，所下之物颜色气味极腐臭秽，呕恶或吐，胸腹胀满，腹部急迫疼痛。苔厚腻，脉无定体。

治法：清热解毒。白头翁汤合加减泻心汤。

方药：

1. 白头翁汤（《伤寒论》）

白头翁 30g　黄柏 10g　秦皮 10g　黄连 6g

2.加减泻心汤（《温病条辨》）

黄连 6g　黄芩 10g　炮姜 10g　木香 6g　白芍 10g　金银花 15g
山楂 15g

（四）休息痢

痢之初起邪未尽而补涩过早，形成久痢不止，甚有历年定时而发。

主症：身体倦怠嗜卧，临厕腹痛，里急后重，大便夹杂黏液或赤白
兼下。舌淡苔腻。

治法：托邪扶正，白痢者，人参败毒散；赤痢者，真人养脏汤。

方药：

1.人参败毒散

方见"泄泻"。

2.真人养脏汤（《卫生宝鉴》）

白芍 10g　当归 10g　人参 10g　白术 10g　肉桂 6g　肉豆蔻 10g
木香 6g　诃子 10g　罂粟壳 15g　甘草 3g

（五）久痢

亦称虚痢，自利日久，邪退正虚，脏气不能恢复者。

主症：似痢非痢，似泻非泻，欲便不便，饮食如常，舌脉无异，面
色不华，懒言少气。

1.脾胃气虚者　胸痞脘闷，食入不消，四肢无力，形体消瘦。

治法：补气健脾，和胃渗湿。

方药：参苓白术散，方见"泄泻"。

2.中气下陷者 里急而频，或后重，数至圊而不能便，或有少许白脓。

治法：升阳举陷。

方药：补中益气汤，方见"头痛"。

3.胃气下陷者 不饥不食，或体重节痛。

治法：升阳益气。

方药：升阳益胃汤，方见"泄泻"。

4.久痢伤阴者 口渴舌干，微热微咳，治宜酸甘化阴。

方药：人参乌梅汤，方见"虚劳"。

加减法：或加生地黄 15g，麦冬 15g。

辅助疗法：

1.马齿苋 1 把，煎水服，治热痢。

2.白头翁 60g，煎水服，治热痢。

3.大蒜 1～2 个，烧炽，空口服，治寒痢。

4.鸦胆子 10 粒，桂圆肉包服，治寒痢。

5.隔年萝卜缨，煎水服。

〔按〕

治痢与治泻一样，先治病因，后治症状。不能补涩过早。待邪尽后，调补阶段始能扶正，否则形成休息久痢。医者慎之。

四十八、便秘

便秘，又名大便燥结难下。燥，分阴燥，阳燥，也称阴结、阳结。一般阴结即是寒结，阳结即是热结。燥是指病因，结是指症状。

便秘不是大便不爽，大便不爽是指大便不爽快，不顺利或先硬后溏而言。它的病因，是湿热郁滞三焦，气机不利，或脾不转输所形成的。不能按便秘治疗。

便秘的治疗，可以归为虚、实两类，分五型辨证用药。

（一）实秘

1. 热秘　患伤寒阳明热证、阳明湿病及过食辛热厚味、过用辛热药物化燥生热。

主症：大便干结不通，口渴腹满，心烦，尿黄赤。苔厚腻，脉滑实。

治法：泄热通腑。

热结初期，热不盛，阴未伤者，宜润肠通便。

方药：麻子仁丸（《伤寒论》）。

火麻仁 10g　芍药 10g　枳实 10g　大黄 15g　厚朴 15g　杏仁 10g

肺气不宣，热积大肠，喘促痰壅，大便秘结，脉右寸实大者，宜宣肺泄热，利气通腑。

方药：宣白承气汤（《温病条辨》）。

生石膏 30g　大黄 15g　杏仁 10g　瓜壳（瓜蒌皮）10g

水煎，先服一半，不知再服。

热积小肠，内火盛者，大便秘结，小便短赤灼热。宜泻火通腑。

方药：导赤承气汤（《温病条辨》）。

赤芍 10g　生地黄 15g　大黄 15g　黄连 6g　黄柏 10g　芒硝 15g

先服一半，不下再服。

大便不通，热逼心神者，神昏谵语或昏愦不语。宜清心开窍，清热通腑

方药：牛黄承气汤（《温病条辨》）。

安宫牛黄丸 2 丸（方见"癫、狂与痫"），生大黄 10g，化开，先服一半，不下再服。

2. 冷秘　身体素弱或年高体衰，阴寒内生，留结肠胃，阻遏阳气宣通。

主症：腹痛，大便艰涩，口中和，小便清长，甚则四肢欠温，喜热恶冷，面色青淡。舌淡苔白，脉沉迟。

治法：温开通秘，轻者，半硫丸；重者，复亨丹。

方药：

（1）半硫丸（《太平惠民和剂局方》）

半夏曲 15g　硫黄 15g

干饭为丸，分 3 次服。

（2）复亨丹（《温病条辨》）

倭硫黄 30g　鹿角片 30g　枸杞子 15g　人参 10g　小茴香 10g　茯苓 15g　肉苁蓉 18g　安桂 6g　草薢 10g　当归 10g　川椒 6g　龟板 15g　益母草 15g

3. 气秘　即气有余。忧愁思虑，情志不舒或久坐少动，气机内滞而不运。

主症：噫气频作，胸胁痞满，甚腹胀痛，欲便不得。苔薄腻，

脉弦。

治法：调气行滞。

方药：六磨汤（《证治准绳》）。

沉香 6g　木香 6g　槟榔 10g　台乌药 10g　枳实 15g　大黄 15g

（二）虚秘

多因劳倦饮食内伤，大病、久病、新产以及老年人气血亏虚而致便秘。

1. 气虚

主症：神疲气怯，大便乏力，临厕努挣，汗出短气，便后疲乏，面色白。舌淡苔薄，脉虚。

治法：益气润肠。

方药：正元丹加味，方见"虚劳"，加百合 30g，黄精 15g，白蜜适量。

2. 血虚

主症：大便干结难下，头眩心悸，面色少华，舌淡，脉细涩。阴血伤者，口干舌燥，神倦消瘦。

治法：滋阴养血。

方药：加减复脉汤，方见"失音"。

加减法：可酌加海参 30g，淡菜 30g，枇杷叶 10g，桑叶 10g，郁李仁 15g。

热邪伤阴者，腹满便秘，身热唇裂，倦怠少气，苔黄或焦黑，宜扶正祛邪，滋液通便，新加黄龙汤（《温病条辨》）。

方药：生地黄 15g　麦冬 15g　玄参 15g　生大黄 10g　芒硝 10g　甘

草 3g　人参 10g　当归 10g　海参 30g　生姜汁 3 滴

辅助疗法：

1. 共通方

（1）芝麻油、蜂蜜各一匙，微温，每日服 2 次。

（2）化猪油 250g，人头发 50g（洗净晒干），入猪油内缓缓合熬，边熬边搅，待发焦后即成。每服 2 匙。如闷油时，可稍加白米粉，佐少许开水调服。

2. 番泻叶 10g，泡开水服，治热秘。

3. 生大黄 10g，泡开水服，治热秘。

4. 导法

（1）猪胆汁，加醋少许，灌直肠内。

（2）肥皂削成锭，搽上甘油，纳入肛门内。

（3）开塞露，按说明用。

〔按〕

临证治疗便秘，用药注意辨证，分清大便不爽与大便燥结，非燥结，以及津枯、气不足者，不能一味通便，如强泻之徒伤正气。

四十九、黄疸

黄疸是身黄、目黄、小便黄、爪甲黄、齿垢黄为主要表现的一种临床疾病。《素问·平人气象论》《灵枢·论疾诊尺》俱称"黄疸"。因本病原因复杂，历代各家分门别类更多。《金匮要略》分五疸，《圣济总录》分九疸三十六黄，元代罗天益根据病性分为阳黄和阴黄两大类型。相沿至今，将黄疸为诸疸的总称。现代医学从病理上将中医学的黄疸文分为肝内、外黄疸，其黄疸型肝炎、肝硬化、溶血性黄疸、胆囊炎、胆石症（胆囊结石）所致的阻塞性黄疸等，均属中医学黄疸的范畴。

发生黄疸的病因，不外感受夏秋季节的湿热熏蒸和酒食不节（洁），损伤脾胃，以及素体虚弱，再加劳累过度，气血虚衰。或患肝胆疾病后日久不愈，形成气郁血滞，络脉瘀阻。或胆汁不循常道。种种原因皆令人发为黄疸。

中医临床治疗，根据常规分阳黄和阴黄两类用药。

（一）阳黄

1. 湿热发黄　根据湿热的偏重分为两型。

（1）湿重于热

主症：身目色黄，头重身困，脘痞胸满，腹胀便溏，食欲减退。苔黄白厚腻，脉缓。

治法：清热化湿，连翘赤豆饮或合保和丸，或合二金汤。

方药：

①连翘赤豆饮

方见"咳嗽"。

②保和丸

方见"牙痛"。

③二金汤

方见"湿热证"。

（2）热重于湿

主症：身目黄色鲜明，发热口渴，小便短而黄，大便或秘结。苔黄腻，脉弦数。偏于阳明经证者，先见面目发黄，渐及全身。

治法：宣肺透邪，清利湿热。

方药：麻黄连翘赤小豆汤（《伤寒论》）。

麻黄 10g　连翘 10g　生姜汁 3 滴　赤小豆 15g　梓根白皮 10g（或桑白皮代）　杏仁 10g　大枣 4 枚　甘草 3g

偏阳明腑热盛者，腹微满，脉沉实或滑数，宜清泄湿热，茵陈蒿汤合栀子柏皮汤。

方药：

①茵陈蒿汤（《伤寒论》）

茵陈 10g　栀子 6g　大黄 15g

②栀子柏皮汤（《伤寒论》）

栀子 6g　黄柏 10g　甘草 3g

2. 热毒发黄　为时疫所致，又称急黄、瘟黄。

主症：发病迅速，身黄如橘子色，目黄，高热烦渴，腹满腹胀，恶心呕吐，甚则神昏谵语，或衄血，便血。或皮肤出现斑疹。舌质红绛，苔黄燥，脉弦数。

治法：清热解毒，凉血开窍。

方药：神犀丹（《温热经纬》）。

犀角 3g　金银花 18g　生地黄 15g　连翘 10g　黄芩 10g　板蓝根 30g　紫草 10g　金汁 10g（或人中白代）　天花粉 6g　玄参 15g　石菖蒲 3g　淡豆豉 15g

如神昏谵语，衄血、便血不止，可与安宫牛黄丸间服。

3. 胆热瘀结发黄

主症：身目黄色鲜明，右胁剧痛，痛引肩背，往来寒热，心烦口苦，恶心呕吐，甚则吐黄水，大便秘结。苔黄腻，脉弦滑而数。

治法：泄热利胆。

方药：大柴胡汤（《伤寒论》）。

柴胡 10g　半夏 15g　生姜 10g　黄芩 10g　枳实 10g　生大黄 15g　白芍 10g　大枣 4 枚

加减法：或去大枣，加黄连 10g，金钱草 30g，茵陈 10g，玄明粉 10g，郁金 10g。热甚者，加蒲公英 30g，金银花 30g；口渴者，加天花粉 10g；痛甚者，加金铃子（川楝子）10g，延胡索 10g。

（二）阴黄

1. 寒湿发黄

主症：身目发黄，其色晦暗。脾胃寒湿者，脘闷腹胀，食少神疲，口中甜，畏寒尿少，便溏不爽。舌淡苔腻，脉沉迟。

治法：健脾除湿，化气利水。

方药：茵陈胃苓汤（验方），即胃苓汤加茵陈，方见"泄泻"。

如畏寒神疲甚者，属脾肾寒湿，宜温阳化湿。

方药：茵陈术附汤（《医学心悟》）。

茵陈 10g　附子 15g（久煎）　白术 10g　干姜 10g　甘草 3g

加减法：或以苍术易白术，炮姜易干姜，加泽泻 10g，茯苓 15g。

2. 瘀血发黄

主症：黄色晦暗，甚至面色黧黑，面颈部可见红丝赤缕，状如蜘蛛，胁肋刺痛，右胁下或有包块，口燥心烦或齿鼻衄血，食少腹胀。唇舌紫黯或有瘀点，脉沉弦而涩。

治法：活血化瘀。

方药：血府逐瘀汤（《医林改错》）。

柴胡 10g　牛膝 6g　枳壳 10g　桔梗 10g　桃仁 10g　红花 6g　生地黄 15g　川芎 10g　赤芍 10g　当归 6g　甘草 3g

加减法：食少腹胀者，加鸡内金 10g，山楂 15g，麦芽 15g；癥块坚硬者，加鳖甲 15g，穿山甲珠 15g，三棱 10g，莪术 10g，半枝莲 30g，血余炭 10g，刺猬皮 10g；少寐多梦者，加柏子仁 10g，酸枣仁 15g，夜交藤（首乌藤）30g；若齿鼻出血者，加大蓟 30g，小蓟 30g，血余炭 10g，仙鹤草 30g，三七粉 10g。

（三）虚黄

虚黄是指各种黄疸后期，病程日久，或攻克药过度，引起气血虚衰，发为虚黄，具体辨证应与虚劳合参。

主症：颜面及皮肤萎黄无泽，目及小便不黄，倦怠乏力，眩晕耳鸣，心悸少寐。舌淡苔薄，脉弱无力。

治法：以补虚为主。

1. 气虚者　胸痞脘闷，饮食不消，倦怠少神，四肢无力，宜补气为主。

方药：参苓白术散，方见"泄泻"。

2. 血虚者 眩晕，目昏眼花，失眠多梦，筋肉酸痛，爪甲不荣，宜补血为主。

方药：四物汤（《太平惠民和剂局方》）。

熟地黄 15g　白芍 10g　当归 6g　川芎 10g

3. 气血俱虚者 心悸怔忡，食欲不振，气短懒言，四肢倦怠，头晕目眩，宜气血双补。

方药：八珍汤（《正体类要》）。

熟地黄 15g　白芍 10g　当归 6g　川芎 10g　人参 10g　茯苓 15g
白术 10g　甘草 3g

〔按〕

黄疸为病，应先中西结合诊断，然后用药治疗。不能见黄就诊为黄疸病，更不能一见发黄，即大量清热利湿。湿气为病，多要发黄，用清肝泻肝，解毒凉血，苦寒清热泻火之药宜慎之，否则拖延病程，变生他患。

五十、积聚

积聚，是两种不同的症状，所谓积，是指病在五脏，故有五积之称。以五脏属阴，是说病在阴分、血分，发作症状固定不移，常有定处，因其病位较深，后世医家总称为七癥、疝。

所谓聚，是指病在六腑，故有六聚之称。以六腑属阳，是说病在阳分、气分，发作时聚时散，常无定处，因其病位相对较浅，后世医家总称为八瘕、癖。

所谓五积，是指肝积为肥气，心积为伏梁，脾积为痞气，肺积为息贲，肾积为奔豚。

所谓六聚，是指聚之着于孙络、缓筋、募原、膂筋、肠后、输脉等部位。

所谓七癥（七症），是指症的形状似蛟、蛇、鳖、肉、发、虱、米等，如中医外科临床称为肉瘤、血瘤、气瘤、粉瘤、石瘤等，即属于七症范围。

所谓八瘕，是指症状的病色、病因、病状。如青瘕、黄瘕、燥瘕、血瘕、脂瘕、狐瘕、蛇瘕、鳖瘕八种类型而言。以瘕者假也，言其时聚时散，故称瘕。

除上述以外，另有妇科门中积在肠外，状如怀子，月事以时下者，称为肠覃；积在胞中，状如怀子，月事不以时下者，称为石瘕。

中医学的积，包括现代医学的肝脾大、腹腔肿瘤等；聚包括肠充气、肠梗阻、幽门梗阻等。

积聚的病因，由于情志不调、饮食不节、外寒所袭，与脏腑气血痰湿食凝结而成。

积聚的治法，为疏肝调脾，理气活血。大抵聚以疏肝理气、化痰活血为主。积以活血祛痰、理气散结为主，并应辅以扶正软坚之法。

（一）积证

1. 气郁血阻

主症：积块软而不坚，固定不移，胀痛并见。苔薄脉弦。

治法：疏肝理气，活血消积，柴胡疏肝散合金铃子散。

方药：

（1）柴胡疏肝散

方见"胁痛"。

（2）金铃子散（《太平圣惠方》）

金铃子（川楝子）10g　延胡索 10g

加减法：可酌加三棱、莪术，加强活血消瘀的作用。

2. 气滞血瘀

主症：腹部积块明显，按之较硬，面黯消瘦，纳减乏力，舌质带紫或有瘀点，脉涩。

治法：活血祛瘀，行气消积。

方药：膈下逐瘀汤，方见"胸痛"。

可兼服化癥回生丹，以助活血化瘀，软坚散结。

方药：化癥回生丹（《温病条辨》）。

人参　熟地黄　当归　川芎　安桂　两头尖　麝香　姜黄　丁香　川椒炭　虻虫　三棱　蒲黄　红花　苏木　桃仁　紫苏子　五灵脂　降香　干漆　没药　白芍　杏仁　香附　吴茱萸　延胡索　水蛭　阿魏　小茴香　乳香　高良姜　艾叶　益母草　鳖甲　大黄　酒　醋

共碾细末，炼蜜为丸，黄酒服（有成药）。

3. 正虚瘀结

主症：积块坚硬，疼痛加剧，面色萎黄或黧黑，饮食大减，肌肉瘦削。舌质淡或紫，脉弦细。

治法：补益气血，活血化瘀，八珍汤合化积丸。

方药：

（1）八珍汤

方见"黄疸"。

（2）化积丸（《类证治裁》）

三棱 15g　莪术 15g　阿魏 10g　浮海石（海浮石）30g　香附 10g 雄黄 15g　槟榔 10g　苏木 10g　瓦楞子 30g　五灵脂 10g

（二）聚证

1. 肝郁气滞

主症：腹中气聚，攻窜胀痛，时聚时散，脘胁之间，时或不适。苔薄脉弦。

治法：行气消聚，湿中定痛。

方药：木香调气散（《杂病源流犀烛》）。

木香 6g　砂仁 6g　苍术 10g　厚朴 15g　陈皮 10g　甘草 3g　香附子 10g　川芎 10g　枳壳 10g　青皮 10g　台乌药 10g　肉桂 6g　生姜 10g

2. 食滞痰阻

主症：腹胀或痛，便秘食少，腹内横包如条状，时聚时散，按之痛甚，噫气食臭，苔腻，脉弦滑。

治法：导滞通腑，理气化痰。

方药：六磨汤，方见"便秘"。

加减法：可加半夏 15g，茯苓 15g，陈皮 10g。和中化痰，使食积、痰浊、气滞三者分别分消。

〔按〕

此病疗效较慢，宜缓缓服药，慌则必乱，后果不佳。

〔预后〕

如坚牢不软，不动，脾胃衰极，溏泻不止者，不能攻下。或奔豚发作欲死，气上冲喉，神怖惊恐，均为难治。

五十一、肿病

肿病与胀病不同，一部分肿病兼有胀病，而胀病不一定兼肿。因为肿的成因绝大部分是五脏停水或外感风湿、内伤水谷为诱因，其主要症状是按之没指凹陷。胀病的成因是气机不通，有肤胀、脉胀、通身胀、单腹胀等的不同，其主要症状是按之不凹陷，随手而起。其病因、症状、治疗应在鼓胀病门中单独成立，不与肿病混同。

现代医学的急慢性肾炎、肾盂肾炎、贫血、营养不良、内分泌失调、充血性心力衰竭等疾患所出现的水肿，都可包括在中医学肿病的范围内。

（一）水肿

1.肺水　肺合皮毛，肺有水气，外感风邪，风水相搏，溢于肌肤，发为风水，亦名肺水。现代医学的急性肾小球肾炎类似本型。

主症：初起头面浮肿，逐渐遍及四肢全身，按之没指，口渴，小便不利，大便鸭溏，伴头痛、发热、恶风、骨节酸疼，或咳喘。舌苔薄白，脉浮。

治法：宣肺行水。

方药：越婢加术汤，方见"咳嗽"。

加减法：口不渴者，去石膏，加茯苓皮15g，生姜皮10g；恶寒无汗，脉浮紧者，去石膏，加羌活10g，防风10g；咳喘不得卧者，加杏仁10g，陈皮10g，紫苏子10g，葶苈子10g；咽痛喉肿者，去生姜、白术，加牛蒡子10g，射干10g，黄芩10g。

2.脾水　脾不输津，内蕴水气，浸渍肌肤，壅阻不行，发为皮水，亦名脾水。本型有水热壅滞和脾阳不足的不同，应分别治疗。

（1）水热壅滞

主症：全身浮肿，按之没指，皮色光亮，四肢苦重，小便难，烦热腹胀，心下痞。舌苔黄腻，脉亦浮。

治法：运脾行水。轻者五皮饮，重者疏凿饮子。

方药：

①五皮饮（《中藏经》）

陈皮 10g　茯苓皮 15g　生姜皮 10g　桑白皮 10g　大腹皮 10g

②疏凿饮子（《济生方》）

商陆 30g　木通 6g　泽泻 10g　赤小豆 15g　茯苓皮 15g　花椒目 10g　槟榔 10g　羌活 10g　秦艽 10g　生姜 10g　大腹皮 10g

（2）脾阳不足

主症：面肿，眼睑浮肿，身肿腰以下为甚，按之凹陷不易恢复，脘闷腹胀，食少便溏，小便短少。面色萎黄，神倦，四肢欠温。舌淡苔白，脉沉缓。

治法：温脾行水。

方药：实脾饮（《医宗金鉴》）。

人参 10g　茯苓 15g　白术 10g　木香 6g　木瓜 10g　附片 15g（久煎）大腹皮 10g　厚朴 15g　草果仁 6g　炮姜 10g　甘草 3g

加减法：水湿过重者，加桂枝 10g，泽泻 10g，猪苓 10g；中虚者，去木香，加黄芪 15g；咳喘不思食者，去甘草，加砂仁 6g，陈皮 10g，紫苏叶 10g。

3. 心水　即正水，与石水互为表里，均系肾水有余，只是水气盘踞部位不同，故名词不同。心阳不振，水气凌心，发为正水。

主症：其身重而少气，喘不得卧，烦而躁，阴肿，下肢先肿，渐至全身，胸中痞满，头眩心悸，小便短少。形寒肢冷，面色青紫。舌白，脉沉滑。

治法：补土制水。

方药：茯苓桂枝白术甘草汤，方见"咳嗽"。

加减法：阳虚畏寒者，加附片15g；食少者，加砂仁6g；咳喘不得卧者，加半夏15g，生姜10g；呕吐涎沫者，加吴茱萸3g，厚朴15g。

4. 肾水　即石水，系水在下焦，聚而不行，积于少腹。

主症：腹满不喘，其身、面目浮肿，腰以下肿尤甚，腰酸重冷痛，小便短少，畏寒怯冷，面目黧黑，神倦。舌淡苔白，脉沉缓。

治法：温阳化水。

方药：真武汤，方见"感冒"。

加减法：见"眩晕""高血压"。

5. 肝水　其人素患水饮，停聚于肝，布于胁肋。

主症：其腹必大，不能自转侧，胁腹痛，随肝气之升降，上升则津液微生，唾液增多，下泄则小便断续通利。舌微紫苔少，脉弦而滑。

治法：通络祛水。

方药：香附旋覆花汤（《温病条辨》）。

香附10g　旋覆花10g　紫苏子10g　半夏15g　陈皮10g　茯苓15g　薏苡仁15g

加减法：腹满者，加厚朴15g；腹痛甚者，加降香6g，郁金6g；苔白厚者，加白芥子6g。

〔**按**〕

上肿多风，治宜汗解，下肿多湿，宜利小便。气速安卧，时上时下，水渐难眠，咳嗽喘满。石水少腹肿而不喘，风水面肿，脚胫亦肿。石水属阴，即寒水积结，风水属阳，即湿热凝聚。各有特征。

（二）湿肿

湿肿病因源于久居卑湿、露卧当风、冒雨涉水、饮水过多等，聚水生湿，发为湿肿。

主症：通身肿胀，脚部尤甚，按之凹陷。苔白厚腻，身痛脉缓。

治法：外散内利，双解表里。轻者，疏凿饮子；重者，茯苓导水汤。

方药：

1. 疏凿饮子

方见本篇"脾水"。

2. 茯苓导水汤（《医宗金鉴》）

茯苓 15g　槟榔 10g　泽泻 10g　桑白皮 10g　木香 6g　木瓜 10g
麦冬 15g　砂仁 6g　陈皮 10g　白术 10g　紫苏叶 10g　大腹皮 10g

（三）风肿

风肿之因，多由平素身体风甚之人，复感外风，内外相引。

主症：通身浮肿而胀，转侧、行动不利，烦躁发热，口渴。苔薄白，脉浮大有力。

治法：祛风清热，通治表里。

方药：祛风至宝膏（《医门法律》）。

防风 10g　白术 10g　白芍 10g　芒硝 10g　石膏 15g　滑石 15g　当归 6g　黄芩 10g　甘草 3g　大黄 10g　连翘 10g　川芎 10g　麻黄 6g　天

麻 10g　荆芥 6g　熟地黄 15g　黄柏 10g　桔梗 10g　山栀子 6g　薄荷 3g
羌活 10g　人参 10g　全蝎 10g　细辛 6g　黄连 6g　独活 10g

（四）气虚肿

主症：大病久病之后，中气不足，短气懒言，食少不饥，头身四肢
皆肿，身倦无力，腹满便溏，面色不华。舌淡苔白，脉弱。

治法：补中益气。

方药：补中益气汤，方见"头痛"。

加减法：临证可酌情加减。砂仁、苍术、谷麦芽、神曲、半夏、鸡
内金、厚朴、桂枝等，皆可随证加入。

（五）阴虚肿

此型老年、女性为多。而女性当中，又以水气喘哮居多。阳虚者，
是气不化水；而阴虚者，是水不化气。

主症：面浮色黯黑、唇绀（即乌），身肿、四肢肿，皮色青，或腰
痛耳鸣。苔厚舌紫，脉沉滑。

治法：滋阴助阳，化气行水。

方药：济生肾气丸（《济生方》）。

熟地黄 15g　山药 15g　枣皮（山茱萸）10g　泽泻 10g　茯苓 15g
牡丹皮 10g　桂枝 10g　附片 15g（先煎）　牛膝 6g　车前子 10g

辅助疗法：

1. 鲜秧筋草 500g（干品量酌减），煎水常洗脚。

2. 陈胡豆（蚕豆），以生虫者尤好，炖猪脚服。

3. 花生米 250g，红糖 60g，炖服。

4. 附子杆 500g，煎水，每晚洗脚。

5. 红尾鲤鱼 1 尾，大蒜 60g，炖服。忌盐。

6. 黑黄豆 250g，炖后，连水服。

〔按〕

1. 肿病的概念应以《金匮要略·水气病脉证并治》为主，以各家学说和产后水肿、阴虚水肿等杂病为次，二者殊途同归，概为肿病。

2. 产后水肿，在妇科门中虽有专论，但其临床仍需根据病因脉证从内科辨证论治、选方用药。有是证即用是药，不应拘泥产后宜补。严守经训，上肿多风宜汗，下肿多湿宜利小便。具体地说，亦是舌苔厚者宜治苔，苔去则病解。食不下者，则应运脾和胃，饮食进而体自复。症状特殊者，则治症状，症状解而病亦解。

〔预后〕

唇黑、脐突、阴囊肿腐、厥盆穴平、脚心平、脊背平，脉大、时绝或虚涩，预后均不良。

五十二、鼓胀

鼓胀病历代医书、各家学说名词繁多，如水蛊、蛊胀、膨脝、蜘蛛蛊、单腹蛊、气蛊、血蛊等。鼓胀与蛊胀不同，鼓胀是指气胀，中无一物；蛊胀是指内有实物，即指水、血、虫积等有形之物，所谓单腹蛊，即指单腹胀，四肢如平人，不与其他蛊胀相同。近代"臌"与"蛊"通用。

鼓胀的病因，多因饮食不节、嗜饮无度，滋生湿热，困渍脾胃，清浊不分，升降失调，形成中焦痞塞，发为鼓胀；或情志不调，气郁血滞，络脉壅阻，瘀血内结，致使肝失条达，脾不健运，发为鼓胀；或水中作业于水源污染之区，以及血吸虫流行范围等传染，发为鼓胀；或患黄疸、积聚、疟疾等迁延日久，导致脾胃受伤，肝失条达，形成气滞血凝，络脉瘀阻，发为鼓胀。

中医学的鼓胀与现代医学的肝硬化、肝癌、巨脾、血吸虫病、感染性腹膜炎、结核性腹膜炎等出现腹水而致的腹胀类似。本病病因复杂，症状、病名亦不统一，而以鼓胀总称。临床治疗收效缓慢，因本病多发于各类病型后期，病情日久的变化、药物的治疗、身体盛衰的不同，具体用药较为棘手，中医方药故多寓攻于补或寓补于攻，多随病状变化而治之。拟分虚实两型论治如下：

（一）实胀

1. 湿郁肝脾，气机不畅

主症：腹大不坚，腹皮绷急，胁下胀满或疼痛，食少，食后胀甚或腹痛，小便短少。苔厚脉弦。

治法：调肝理脾，除湿散满，柴胡疏肝散合保和丸。

方药：

（1）柴胡疏肝散

方见"胁痛"。

（2）保和丸

方见"牙痛"。

2. 寒湿困脾，水饮内停

主症：腹大胀满，按之如囊裹水，胸脘胀闷，得热稍舒，精神困倦，怯寒懒动。小便少，大便溏，苔白厚，脉缓。

治法：温中化湿。

方药：实脾饮，方见"肿病"。

加减法：小便不利者，加猪苓 10g，桂枝 10g；脘胁腹胀者，加青皮 10g，香附 10g，延胡索 10g；脘腹胀闷者，可加郁金 10g，砂仁 6g，枳壳 10g。

3. 湿热郁遏，水热蕴结

主症：腹大坚满，脘腹撑急，烦热口苦，小便赤涩，大便秘结，或溏垢深黄，或面目皮肤发黄。舌边尖红，苔黄腻或灰黑，脉弦数。

治法：清热利湿。

方药：中满分消汤（《兰室秘藏》）。

厚朴 15g　枳实 10g　黄连 6g　黄芩 10g　知母 10g　半夏 15g　陈皮 10g　茯苓 15g　泽泻 10g　砂仁 6g　干姜 10g　姜黄 10g　人参 10g　白术 10g　甘草 3g

加减法：若发黄者，去人参、白术，加苍术 10g，茵陈 10g；小便赤涩不利者，加芦根 15g，滑石 15g。

病势突变，骤然吐血、下血者，宜凉血止血。

方药：犀角地黄丸，方见"衄血"。

湿热蒙蔽心包，神昏谵语者，宜清热开窍，可服安宫牛黄丸、至宝丹（均有成药）。

如水湿困重，暂用舟车丸攻下逐水。

方药：舟车丸（《丹溪心法》）。

甘遂 10g　芫花 10g　大戟 10g　大黄 15g　黑丑牛（牵牛子）10g　木香 6g　青皮 10g　陈皮 10g　轻粉 3g　槟榔 6g

共碾细为末，干饭为丸，如梧桐子大，每服 10～20 丸，白开水下，得泻下水样即止。

4. 肝脾郁结，气滞血瘀

主症：腹大坚满，脉络怒张，胁腹攻痛，面色黧黑，头、面、颈、胸显露血丝血痣，唇色紫褐，口渴漱水不咽，大便色黑。舌红紫黯，脉细涩或芤。

治法：活血化瘀，行气利水。

方药：调营饮（《证治准绳》）。

大腹皮 10g　槟榔 10g　赤茯苓 15g　莪术 10g　川芎 10g　当归 10g　延胡索 10g　赤芍 10g　瞿麦 30g　大黄 15g　陈皮 10g　葶苈子 10g　桑白皮 10g　细辛 6g　官桂 6g　甘草 3g

加减法：以茯苓皮易赤茯苓。

（二）虚胀

1. 脾肾阳虚

主症：腹大，腹满不甚，朝宽暮急，面色苍黄或呈白，脘闷纳呆，便溏，神倦怯寒，肢冷，小便清白。舌质淡，脉沉弦而细。

治法：化气行水，附子理中汤合五苓散。

方药：

（1）附子理中汤

方见"类中风"。

（2）五苓散（《伤寒论》）

桂枝 10g　白术 10g　泽泻 10g　猪苓 10g　茯苓 15g

如下肢浮肿，小便短少，偏肾阳虚者，宜滋肾助阳，济生肾气丸。

方药：方见"肿病"。

2. 肝肾阴虚

主症：腹大胀满，面色晦滞，唇紫口燥，心烦齿鼻时衄，小便短少。舌质红绛少津，脉弦细而数。

治法：滋肾养肝，育阴利水。

方药：六味地黄丸（《小儿药证直诀》）。

熟地黄 15g　枣皮（山茱萸）10g　淮山药 15g　泽泻 10g　牡丹皮 10g　茯苓 15g

加减法：滋肾养肝者，加枸杞子 15g，制首乌 15g；口渴者，加麦冬 15g，玄参 15g；潮热者，加银柴胡 10g，地骨皮 10g；小便少者，加猪苓 10g，滑石 15g；齿鼻衄血者，加仙鹤草 30g，茅草根 30g，茜草根 10g；阴虚阳浮者，加龟板 15g，鳖甲 15g，牡蛎 30g；神志昏迷者，可兼服安宫牛黄丸、至宝丹等。

（三）虫胀

本型多指现代医学的血吸虫病。

主症：虫胀初期腹部胀满，胁有痞块，小便不利，苔薄白，脉尚有力。病情发展，则腹水增加。面色苍白，或萎黄，肌肉消瘦或虚浮，食少身倦，小便短少，大便或干或溏。舌质淡或胖，脉虚。

治法：化瘀利水，化瘀汤合胃苓汤；扶正补虚，香砂六君汤。

方药：

1. 化瘀汤（验方）

当归 10g　牡丹皮 10g　赤芍 15g　红花 10g　桃仁 10g　丹参 15g　穿山甲 30g　泽泻 10g　白术 10g　青皮 30g　牡蛎 30g

2. 胃苓汤

方见"泄泻"。

3. 香砂六君子汤

方见"癫、狂与痫"。

〔**按**〕

虫胀杀虫，必待水气消失，正气恢复，饮食正常后，用现代药物治疗，乃可收功。本证原系慢性疾病，其来也渐，其去亦迟，选方用药宜考虑适当。缓缓与服，急则生变，变则必乱，后果不佳。预后与肿病同。

五十三、消渴

中医学的消渴有两种不同的含义，一是《伤寒论》中的消渴，是指症状；二是《金匮要略》中的消渴，是指病名。《内经》有三消之名，曰："二阳结谓之消。"这说明消渴病的病因，既有先天禀赋偏盛的病理变化，又有治疗它证过用辛燥的药理变化。本病的治疗效果较慢，用药宜缓。掌握诊断，辨证准确，坚持治疗，方可收效。临证严分上消（饮多而尿亦多）、中消（食多而便少）、下消（饮少而尿多）。

现代医学的糖尿病包括在中医的消渴病内。糖尿病的并发症，如高血压、白内障、多发性疖痈等，亦应按消渴病辨证论治。

（一）上消

主症：烦渴多饮，口干舌燥，大便如常，小便频多，饮食无异。舌边尖红，苔薄黄，脉数。

治法：清肺润燥。偏热甚者，沙参麦冬汤加味；偏津液不足者，百合固金汤。

方药：

1. 沙参麦冬汤加味

方见"肺痈"，加金银花 15g，石膏 15g，知母 10g 等。

2. 百合固金汤（《医方集解》）

生地黄 15g　熟地黄 15g　麦冬 15g　川贝母 6g　百合 30g　当归 6g　白芍 10g　玄参 15g　桔梗 10g　甘草 3g

加减法：可酌加天冬 15g，金银花 15g。

（二）中消

1. 热盛津伤

主症：消谷善饥，形体消瘦，大便秘结。舌苔黄燥，脉滑实。

治法：养胃生津。

方药：五汁饮，方见"噎膈"。

2. 中气虚

主症：善饥短气，头晕，面色白。

治法：健脾益气。

方药：正元丹，方见"虚劳"。

加减法：或加谷芽 15g，黄精 15g，扁豆 10g，玉竹 10g，天花粉 6g。

（三）下消

主症：小便频数，量多，尿如脂膏，或尿甜。口干舌红，脉沉细而数。

治法：滋肾养肝。

方药：六味地黄丸，方见"鼓胀"。

加减法：或加菟丝子 10g，黄精 15g，以养肾水。肝肾阴均不足者，加枸杞子 15g，菊花 15g（即杞菊地黄丸）；脾肾阴不足者，加玄参 15g，麦冬 15g；阴虚火旺者，加知母 10g，黄柏 10g（即知柏地黄丸），地骨皮 10g；肾气不足者，加肉桂 6g，附片 15g（即桂附八味丸）。

五十四、遗精

遗精分有梦而遗和无梦而遗。有梦而遗，系阳热之气有余；无梦而遗，系心肾虚弱。

遗精与滑精不同，滑精是指小便后或平时无知觉，时时有分泌物者，称为滑精。

（一）久旷神郁，肝郁气滞

凡发育期过，或精神因素等导致遗精。

主症：梦遗，胸闷胁痛，腹胀嗳气，头晕口苦。薄白苔，脉弦。

治法：疏肝解郁。

方药：柴胡疏肝散，方见"胁痛"。

如心烦多梦，卧不安眠，舌尖红，脉弦大、数，为肝气化热，宜清肝解郁。

方药：柴胡清肝汤，方见"溺血"。

（二）湿热阻滞，肝脾下陷

赋禀湿热之体，或酒食过度，滋补太甚。

主症：遗精频繁，面色不华，神倦肢懒，苔白厚腻，脉缓。

治法：分清泌浊，萆薢分清饮合封髓丹；理脾清肝，丹栀逍遥散。

方药：

1. 萆薢分清饮（《医方集解》）

萆薢 10g　石菖蒲 3g　台乌药 10g　益智仁 10g　甘草 3g　青盐少许

2. 封髓丹（《时方歌括》）

砂仁 6g　黄柏 10g　甘草 3g

3. 丹栀逍遥散

方见"头痛"。

（三）肺气不敛，肝泄太过

主症：久遗不止，饮食、二便、舌苔、脉象均无异状。源于肺气不敛，肝气不升，以肺主收敛，肝主疏泄，肺金失其收敛，肝木疏泄太过，发为是证。

治法：补土生金，补肺为主，百合汤合正元丹；补土为辅，沙参麦冬汤。

方药：

1. 百合汤（《时方歌括》）

百合 30g　台乌药 10g

2. 正元丹

方见"虚劳"。

3. 沙参麦冬汤

方见"肺痈"。

加减法：胃津伤者，加谷芽 15g；心气虚者，加莲米 10g；舌红苔少者，加金银花 15g，荷叶 15g；久热不止者，加地骨皮 10g。

（四）心神虚弱，肾不藏精

主症：久遗不止，精神萎靡，心悸头晕。舌淡苔白，脉沉细弱。

治法：补益心肾。

方药：龙骨远志丸（《医宗金鉴》）。

龙骨 30g　远志 6g　朱砂 10g　茯神 15g　茯苓 15g　石菖蒲 6g　人参 10g

耳鸣腰酸痛，肾不藏精者，宜补肾固精。

方药：参茸汤，方见"眩晕"。

加减法：气虚者，加黄芪 15g；肾阴不足者，加熟地黄 15g，枸杞子 15g；大便燥者，去附片，加肉苁蓉 15g，巴戟天 15g。

〔按〕

遗精病临床常见，辨证宜准确，严守虚实。不能一见遗精，便言肾虚，一切补剂必审慎用，不离病因病理。必须外无感冒，内无湿热，饮食正常，乃可补之。平时注意勿过于清利，过于滋补，调摄精神，节约饮食，谨慎房闱。后期调理，如清气下陷者，补中益气汤、调中益气汤、升阳益胃汤等均可选用。缓服、多服，日久必收效。如饮食不佳，消化不良，又当运脾和胃，庶不致后遗之患。

附　滑精（精浊证）

滑精包括某些中医书籍中的精浊证和妇科门中的带下，现代医学的前列腺炎、前列腺肥大以及某些以遗精为主证的神经官能症，其病机与遗精的病机相同，临床亦应按遗精辨证论治，并无其他特殊。

五十五、小便不禁与遗尿

膀胱不约为遗溺，亦称小便不禁和遗尿。不知而尿出，称为遗尿；知而不固，称为小便不禁。这应是两个不同的症状。小儿遗尿应在儿科门中辨证治疗，此不赘述。在内科当中，主要涉及小便不禁。小便不禁的病因，由下面几种情况所引起：一是治疗其他疾病，清利小便过度；二是久病大病之后，调补失治；三是年老体弱，下元衰败。

（一）清利过度，膀胱虚冷

在患其他疾病当中，清热利小便的药物过多，或苦寒泻火之药损伤膀胱之气。

主症：小便清长，知而不固或不知而遗，腰痛耳鸣，或少腹冷，饮食无异。苔白脉缓。

治法：温阳化气，真武汤或肾气丸。

方药：

1. 真武汤

方见"感冒"。

加减法：或加肉桂 6g，小茴香 6g，益智仁 10g。

2. 肾气丸

方见"耳鸣"。

（二）久病之后，清气下陷

主症：少腹时坠胀，尿意频数，尿量不多，滴沥不禁。脉缓。

治法：益气升陷。

方药：补中益气汤，方见"头痛"。

如小便淋漓，体重节痛，口苦舌干，饮食不消等中虚夹湿者，宜升阳益气除湿。

方药：升阳益胃汤，方见"泄泻"。

（三）年老体弱，下元衰败

主症：小便淋漓，不禁或自遗，神疲怯寒，形体衰弱，头晕腰酸，两脚无力。舌淡脉沉细。

治法：温阳补虚。

方药：参茸汤，方见"眩晕"。

如小便清冷，寒湿伤脾肾阳气者，宜温补督脉。

方药：安肾汤，方见"虚劳"。

如寒象不甚显著者，偏肾气虚，宜补益脾肾。

方药：双补汤，方见"虚劳"。

辅助疗法：

1. 桂枝 10g，小茴香 10g，益智仁 10g，胡芦巴 10g，菟丝子 10g，鹿角片 15g，装入纱布袋内。猪小肚子 1 个，加糯米 250g，装小肚子内，缝合。炖熟去药，分 2 天 4 次连汤服完。

2. 鹿角片 15g，甘草 15g，山药 15g，黄芪 15g，当归 10g，黄精 15g，黑黄豆 60g，炖狗肉服。

五十六、癃闭

膀胱不利为癃，小便闭塞不通为闭。癃和闭都是指排尿困难。癃，是小便点滴而出；闭，是根本无小便排出。一般统称为癃闭。

癃闭包括现代医学各种原因引起的尿潴留和无尿症。如尿毒症、前列腺肥大、尿路结石等出现的上述症状。

（一）肺热壅盛，膀胱气化不利

主症：咽干，烦渴欲饮，呼吸不利，胸闷或喘咳，小便点滴不通。苔薄黄，脉数。

治法：清热宣痹。

方药：上焦宣痹汤加味（《温病条辨》）。

郁金 10g　射干 10g　枇杷叶 10g　淡豆豉 15g　通草 3g　地骨皮 10g　桑白皮 15g

（二）湿热弥漫三焦，膀胱为湿热所阻

主症：小腹胀急，口渴不引饮，小便量少，热赤或闭，脘闷，或大便不畅。苔黄白，脉数。

治法：清热利湿。

方药：杏仁滑石汤，方见"痢疾"。

（三）精神抑郁，肝失疏泄

主症：情志抑郁，或烦躁易怒，胁痛胀满，小便不通或尿细如线。

舌红苔薄，脉弦或弦数。

治法：理脾清肝。

方药：丹栀逍遥散加味，方见"头痛"，加郁李仁15g，茵陈10g，桑叶10g。

（四）久病体虚，脾肾不足

1. 脾肾阳虚，水寒土湿

主症：头晕畏寒，神疲肢冷，四肢沉重疼痛。或肢体浮肿，小便闭涩或兼腹痛。舌苔厚白，脉沉细而缓。

治法：温阳散寒。

方药：真武汤加味，方见"感冒"，加安桂6g，北细辛3g，花椒6g。

2. 膀胱虚冷，气不化水

主症：少腹冷痛，小便不通，身体恶寒。苔白脉缓。

治法：温阳化水。

方药：椒桂汤，方见"心悸与怔忡"。

（五）房劳过度，肾气亏损

主症：时欲小便而尿不出，头晕腰痛，耳鸣神疲。舌淡苔薄，脉虚。

治法：温补肾气。

方药：济生肾气丸，方见"肿病"。

加减法：或加胡芦巴10g，巴戟15g，补骨脂10g，阿胶6g。

辅助疗法：

在治疗中，可采取急则治标的熨法，亦多见效。属寒者，以温熨法，用生姜、葱白捣溶，贴脐下 3 寸关元穴处。上垫毛巾，以暖水壶熨之。热郁者，宜冷熨或冷敷小腹。寒热不著者，亦可冷、热互熨。

〔按〕

本病在临床上，虚实寒热都有所见，一般治疗应根据辨证论治，切忌采用单纯利尿之药物，免致愈利愈闭，过伤肾气，变生他患。

五十七、淋证

淋证，中医内科书籍归纳为五淋，即血、石、膏、劳、气五种类型，在临床中，以石淋、血淋为最多见，其他淋证散见多种疾病之中。本篇重点就血、石二淋辨证论治。

淋证与癃闭、遗尿应有区别。淋证是小便滴沥，频急刺痛；癃闭单指排尿困难或小便不通；遗尿是不知而小便自出。

淋证的治法，应以病因和病机作为辨证治疗的基础，不能一概以利小便为治法，否则愈利愈伤肾气，如八正散、小蓟饮子之类，只宜暴病热证、体实者短暂用之，久病体虚者不宜此法。

淋证包括现代医学的泌尿系感染，如急慢性尿道炎、膀胱炎、肾盂肾炎、尿路结石、膀胱结石、肾结石、前列腺炎等。

（一）石淋

石淋的形成源于下焦湿热蕴结，煎熬尿液，日积月累，尿中杂质结为沙石。

主症：小便浑浊，刺痛不利，时夹沙石，时有尿路中断，变动体位后又能排出，或腰胁少腹拘急疼痛。舌尖红，苔黄白，脉滑数。

治法：清热利湿，化石通淋。

方药：石韦散（《普济方》）。

石韦 30g　木通 6g　车前子 10g　瞿麦 30g　冬葵子 15g　滑石 15g　榆白皮 30g　赤伏苓 15g　甘草 3g

加减法：可加海金沙 30g，金钱草 60g。石不移动者，加三棱、莪术、台乌药、枳实、桃仁、苏木、穿山甲之类；兼尿血者，加小蓟 15g，白茅根 30g，王不留行 30g。

（二）血淋

源于肝脾湿热，久郁不解，下陷膀胱。以肝藏血而脾统血，均以升为顺，肝脾下陷致使肝不藏而脾不统，是以血液渗入膀胱之内，发为血淋。

至于血淋的治法，不能一味清利，病因虽属湿热，务以清热化湿或理脾清肝为主，较为妥当。它的病机系土湿而木郁，以木生于水而长于土，土气冲和，则肝随脾升，胆随胃降，木荣而不郁。土弱不能达木，则木气郁塞，故肝气下陷。一般治法采用疏肝调脾或理脾清肝。待小便清利后，再用大量补土生金之法，以肺主收敛，金能克木。如用正元丹加百合 30g，莲米 10g 等，使肺气收敛，肝不下陷，最后收功，疗效满意。

主症：尿色红紫，小便灼热，淋涩刺痛，小腹疼痛满急。苔薄黄，脉滑数。

治法：疏肝理脾。

方药：逍遥散（《太平惠民和剂局方》）。

柴胡 10g　茯苓 15g　当归 6g　白术 10g　白芍 10g　甘草 3g　薄荷 3g　生姜 10g

加减法：或去生姜，以苍术易白术。血热甚，小便镜检红细胞多者，加牡丹皮 10g，山栀仁 6g，或以赤芍易白芍，加茅草根 30g，藕节 30g，侧柏叶 15g；肝热甚者，加菊花 15g，地骨皮 10g；小便赤热或浑浊，加茵陈 10g，淡竹叶 10g；若小便镜检蛋白或脓球，白细胞量多者，此偏湿气为甚，非清热药所效，应以逍遥散合越鞠丸之类，或以逍遥散加藿香 10g，大腹皮 10g，茵陈 10g 等，颇效。

五十八、疝气

疝的名称很多，《内经》有七疝之称，即厥疝、冲疝、瘕疝、狐疝、癃疝、溃疝、癫疝等。后世医家根据不同症状，另立不同的名称，总不外气、血、寒、湿为主因所引起。《内经》说："任脉为病，男子内结七疝。"张子和说："七疝主于肝经。"陈修园则说："疝为病，归厥阴，寒筋水，气血寻。"各论皆较正确。其他癃疝即水疝，冲疝即气疝，厥疝即寒疝。至于溃疝，应按外科门治疗，此不赘述。

现代医学的脐疝、腹股沟疝、睾丸鞘膜积液等，属于中医学疝气范围之内。

疝气的具体辨证和用药，可分五种类型辨治如下：

（一）寒疝

主症：阴囊肿硬而冷，痛引睾丸，阴茎不举，喜暖畏寒，或形寒肢冷，或寒热往来胁痛。苔白，脉沉弦。

治法：温肝散寒。

方药：椒桂汤，方见"心悸与怔忡"。

（二）水疝

主症：阴囊肿大，状如水晶，或痛或痒，或囊湿出水，或少腹按之作水声。舌白滑，脉滑。

治法：化气行水，五苓散合禹功散。

方药：

1. 五苓散

巴蜀名医遗珍系列丛书

方见"鼓胀"。

2. 禹功散（《儒门事亲》）

牵牛子 10g　小茴香 10g

（三）狐疝

主症：阴囊偏有大小，时上时下，似有物状，卧则入腹，立则入囊，胀痛并作。脉细弦。

治法：调肝理气。

方药：柴胡疏肝散，方见"胁痛"。

加减法：暖肝行气者，加台乌药 10g，延胡索 10g，橘核 10g；久病气虚者，加人参 10g，黄芪 15g，升麻 10g；寒入血分者，加当归 10g，肉桂 6g。

（四）气疝

主症：阴囊肿胀偏痛，少腹结滞不舒，缓急无时，因忿怒、嚎哭或过劳而发。舌淡苔薄，脉弦缓。

治法：调和枢机。

方药：桂枝柴胡各半汤加吴萸楝子茴香木香汤方（《温病条辨》）。

柴胡 10g　桂枝 10g　黄芩 15g　半夏 15g　人参 10g　白芍 15g　生姜 10g　大枣 4 枚　炙甘草 3g　吴茱萸 3g　川楝子 10g　小茴香 10g　广木香 6g

（五）癫疝

主症：阴囊肿硬重坠，如升如斗，麻木不知痛痒，脉弦涩。

治法：行气消坚。

方药：橘核丸（《济生方》）。

海藻 15g　海带 15g　昆布 15g　川楝子 10g　橘核 10g　厚朴 15g
木通 6g　枳实 10g　延胡索 10g　桂心 10g　木香 6g　桃仁 10g

加减法：痛者，可酌加荔枝核 30g，吴茱萸 3g。

〔**按**〕

疝证既是多发病，也是疗效较缓的疾病。在治疗中用药宜缓，除急则治标外，平时治疗宜多守法守方。如方药换得过快，每多失效，难以收功。

五十九、奔豚气

奔豚病名始于《内经》，次见于《金匮要略》。奔豚之义，言奔豚气发作之时，如河豚奔出江面之急，水位升高，河豚亦随之升高。言其病势骤急，从少腹上冲咽喉，发作欲死，复还得止。是病可以理解属于杂病冲疝范围。奔豚发生的病因：一是属于大惊大恐之后，引起肝肾之气上逆；一是少阴寒水之气上冲，发为是病。

（一）肝肾气逆

主症：自觉有气从少腹上冲咽喉，发作欲死，惊悸不定，或腹痛、喘逆、呕吐、烦渴，乍寒乍热，气还则止，常反复发作。舌苔薄白，脉弦。

治法：平冲降逆。

方药：奔豚丸（《医学心悟》）。

川楝子 10g　茯苓 15g　橘核 10g　肉桂 6g　附片 15g（久煎）　吴茱萸 3g　荔枝核 10g　小茴香 10g　木香 6g

（二）寒水上冲

主症：脐下悸，寒水之气从少腹起上冲胸咽，形寒。苔白滑，脉弦。

治法：温阳化水。

方药：茯苓桂枝甘草大枣汤（《金匮要略》）。

茯苓 15g　桂枝 10g　甘草 3g　大枣 5 枚

加减法：呕逆者，加半夏 15g，生姜 10g；畏寒者，加附片 15g；脘痞胸闷者，加砂仁 6g，厚朴 15g。

〔**急救法**〕

1. 熨法　生附子 15g，生姜 10g，干姜 10g，桂枝 10g，吴茱萸 10g，火葱 250g，花椒 15g，白芍 10g，艾叶 10g，小茴香 10g，北细辛 10g，共研碎炒热，用布袋盛之，热熨腹部，边熨边移动。

2. 针法　针刺关元、气海、涌泉。

3. 灸法　艾灸关元、气海、百会、涌泉、足三里。

〔**按**〕

本病虽属小证，但病势急骤，一发即猛，用药宜急。最好采用内服水药，配以针和灸法，收效乃著。临床不能忽视，稍缓须臾，变生他患，后果莫测。

六十、疟疾

疟疾的记载，各个时期都有不少专论，首见于《素问·疟论》，次见于《金匮要略·疟病脉证并治》。随着时代的发展，地方性的差异不同，病因亦有不同，故疟疾的名称极多，如温疟、瘅疟（即热疟）、牝疟（即寒疟）、疟母，后世的风疟、湿疟、瘴疟、暑疟、虚疟等。有的是从病因命名，有的是从病性命名，因为疟疾所发生的症状不同，故名词亦不统一，在临床上，一般以间日疟往来寒热平等者为正疟，其他如但热不寒，但寒不热，或一日一发，三日一发等。一周一发，一月一发属于久疟、虚疟的范畴。年深月久，腹内结痞块者为疟母。

中医学对疟疾的历史记载，正如《医宗金鉴》结论：夏伤于暑舍营内，秋感寒风并卫居，彼时或为外邪束，暑汗无出病疟疾。

疟邪在少阳半表半里之间，出与阳争则热，入与阴争则寒。一般以先寒后热，说明邪气由阴分出于阳分，亦是邪气由深出浅，则顺则轻。如果先热后寒，乃邪气由阳分入于阴分，系由浅入深，则逆则重。

疟疾发作时不同于其他疾病的恶寒发热无定时。其寒热往来，无论是先寒后热，或者是先热后寒，都是周期性的，发作与休止都有固定的时间。根据十二经辨证规律，以某个时候为某经主气，故所以某经的疟疾某时而发，形成一定的规律，这是疟疾的特征。

现代医学的疟疾，属于中医学疟疾的范畴，但前者以血中查见疟原虫为诊断依据，其义相对较狭；而后者却只要具备定时往来寒热的特征，诊断即可成立，其义广。

兹就疟疾的特点分型论治如下：

（一）正疟

主症：寒热往来，发作有定时，先呵欠乏力；继则寒栗鼓颔，寒去则内外皆热，头痛如裂，面赤舌红，频渴引饮；终则遍身汗出，热退身凉。舌苔薄白或黄腻，脉弦。

治法：转枢少阳，和解表里。

方药：小柴胡汤（《伤寒论》）。

柴胡 10g　黄芩 10g　人参 10g　半夏 15g　生姜 10g　大枣 4枚　甘草 3g

加减法：苔厚食少者，去人参、大枣，加苍术 10g，藿香 10g；胸闷腹满者，加厚朴 15g，草果仁 6g，槟榔 10g；有痰者，加陈皮 10g，茯苓 15g；呕恶者，加竹茹 15g，枳壳 10g；口渴者，加天花粉 10g，牡丹皮 10g；食滞者，加麦芽 15g，神曲 15g，泽泻 10g，苍术 10g。

（二）温疟

温疟即热疟，此型多属风热之症而热未伤津液者。

主症：热多寒少，或但热不寒，汗出不彻，骨节酸痛，头痛口渴，善惊。苔黄脉弦数。

治法：宣肺清热。

方药：杏仁汤（《温病条辨》）。

杏仁 10g　黄芩 10g　连翘 10g　滑石 15g　桑叶 10g　茯苓 15g　白豆蔻皮 6g　梨皮 30g

（三）瘅疟

瘅，消也。此型属于热甚而伤津者。

主症：但热不寒，少气烦冤，手脚热而欲呕，口渴引饮。舌红少苔，脉弦细数。

治法：养胃生津。

方药：沙参麦冬汤，方见"肺痈"。

加减法：渴甚者，加石斛 10g，金银花 15g；咳甚者，加浙贝母 10g，瓜蒌壳 10g；食少者，加谷芽 15g，薏苡仁 15g；咳血者，加地骨皮 10g，生地黄 15g。

（四）牝疟

牝疟即寒疟。

主症：但寒不热，或寒多热少，头痛心烦，口不渴，胸胁痞满，神疲肢倦。舌淡苔白，脉弦缓。

治法：温经散寒。

方药：柴胡桂枝干姜汤，方见"胃痛"。

加减法：胁下痛者，去大枣，加青皮 10g，槟榔 10g；少腹痛者，加金铃子（川楝子）10g，延胡索 10g，艾叶 6g。

（五）湿疟

主症：寒起四末，寒热往来，头晕重痛，体痛，脘闷，渴喜热饮。舌白苔白，脉弦缓。

治法：运脾燥湿。

方药：厚朴草果汤，方见"寒湿"。

加减法：苔厚者，加苍术 10g，黄连 6g；食少者，加神曲 15g，山楂肉 15g；脘闷便泻者，加白豆蔻 6g，大腹皮 10g，藿香 10g；小便浑黄者，加茵陈 10g，通草 3g。

（六）暑疟

主症：定时寒热，面赤头晕，胸中痞闷，时潮热呕恶，烦渴引饮，大便溏，汗出溺短。苔腻脉数。

治法：清暑祛湿。

方药：杏仁滑石汤，方见"痢疾"。

（七）瘴疟

主症：往来寒热，胸闷呕吐，头痛身疼，目喜闭不开，神昏不语，不欲饮食。苔腻，脉象模糊。

治法：双解表里。

方药：藿香正气散，方见"感冒"。

（八）虚疟

主症：疟久不止，邪留正伤，虚多邪少，治疟无效，发无定时。中气下陷者，短气神倦；脾胃虚弱者，食少萎顿，饮食不消。

治法：中气下陷者，升阳举陷，补中益气汤；脾胃虚弱者，补益脾胃，加味异功散。

方药：

1. 补中益气汤

方见"头痛"。

2. 加味异功散（《温病条辨》）

人参 10g　当归 10g　肉桂 6g　茯苓 15g　白术 10g　生姜 10g　大

枣 4 枚　陈皮 10g　炙甘草 3g

（九）疟久不治，邪伏厥阴

俗名阴摆子。

主症：多发夜间，寒热更作，消渴，气上撞心，心中疼热，饥而不欲食，食则吐蛔。下之，利不止。舌尖红少苔，脉细数。

治法：苦辛酸甘，寒热互用。

方药：减味乌梅丸（《温病条辨》）。

半夏 15g　黄连 6g　干姜 10g　吴茱萸 1g　茯苓 15g　桂枝 10g
白芍 10g　川椒 6g　乌梅 10g

加减法：或改干姜为炮姜。

（十）疟母

主症：疟久不愈，或反复发作，邪实正虚，胁下痞块，或胀或痛，扪之有形，脘闷不舒，食少，面黄肌瘦，肤肌甲错。舌暗无华，脉弦细。

治法：活血逐瘀。

方药：鳖甲煎丸（《金匮要略》）。

鳖甲 15g　大黄 10g　芍药 10g　䗪虫 10g　桃仁 10g　赤硝 10g
牡丹皮 10g　鼠妇 15g　紫葳（凌霄花）15g　厚朴 15g　半夏 15g　射
干 10g　蜂房 15g　蜣螂 10g　石韦 15g　葶苈子 10g　瞿麦 15g　柴胡
10g　桂枝 10g　干姜 10g　黄芩 10g　人参 10g　阿胶 10g（有成药）

虫药用瓦烧滚，焙之，去毛翅和脚。其他药炒熟后，共碾细末。每服 10g，醋开水调服。轻则每日服 2 次，重则 3 次。蜂蜜为丸亦可。

〔按〕

疟疾的病因以及病理、治法，都较其他疾病复杂。辨证用药宜准宜稳，免致拖延时久，贻误病程。务必重视病因，分清寒热虚实。不能截之过早，亦不能邪未尽而补之过早，免留邪气。如苔厚湿重，不能过食肉类及脂肪蛋白过多之物；更不能饭食过量。以食肉则复，多食则遗，损伤脾胃，反复必大。

六十一、百合病

百合病的名称，始见于《金匮要略》。源于大病、久病、热病之后。损伤心脾之阴，津液未还，心神不宁，心烦意乱。意欲食，复不能食。常默然，欲卧不能卧，欲行不能行。口苦小便赤，诸药不能治。其所以为百合病者，因肺朝百脉，百脉一宗，故谓百合病。它与现代医学的神经官能症极相类似。

此证本属小病，治疗当中难奏显效。用药宜缓，方法宜小，久服自效。忌一切燥热之药及饮食等。可与百合、银耳、海参、燕窝、莲米等甘咸濡润之品轮流缓服，自然收功。

主症：口苦，微渴，小便黄，脉数。

治法：养阴益肺。

方药：百合地黄汤（《金匮要略》）。

百合 30g　生地黄 15g

加减法：日久不愈，发热者，加滑石 15g；口渴者，加天花粉 10g，牡蛎 30g；发汗过多口渴者，加知母 10g；大便泻利，小便短赤更甚者，去地黄，加滑石 15g，代赭石 30g；腹痛者，去地黄，加乌药 10g；心烦不寐者，加鸡子黄 1 枚。

六十二、血痹

血痹之名，早见于《金匮要略》："血痹，阴阳俱微，寸口关上微，尺中小紧，外证身体不仁，如风痹状，黄芪桂枝五物汤主之。"

血痹，既不同于中风，也不同于痹证，现代医学称为肩周炎，中医学认为：肩部发生疼痛，但臂不举，无论左右，都属局部脉络空虚，气血不荣，发生闭阻之象。至于治法，大致可分为四种情况：一是血不濡养于筋；二是经脉虚寒；三是血虚生风；四是络脉空虚，气血不荣。

（一）肝血不足，血不养筋

主症：肩臂疼痛，不能抬举，痛在筋间等症状。

治法：柔肝养筋。

方药：芍药甘草汤加味（《伤寒论》）。

白芍 15g　甘草 6g　桑枝 30g

加减法：连肌肉痛者，加薏苡仁 15g，赤小豆 15g；局部发热者，加银花藤 60g。

此方宜缓缓多服几剂。

（二）阳虚体质，经脉虚寒

主症：肩臂筋骨冷痛，手脚厥寒。苔白，脉细。

治法：温经散寒。

方药：当归四逆汤（《伤寒论》）。

当归 10g　桂枝 10g　白芍 10g　大枣 12g　细辛 6g　木通 6g　甘草 3g

加减法：内有久寒者，加吴茱萸 3g，生姜 10g；腰痛者，加小茴香 10g，艾叶 6g；如牵引痛者，加桑枝 30g，秦艽 10g。

（三）久痛不治，血虚生风

主症：肩臂胀痛，时牵引掣痛，畏寒。

治法：息风镇痛，补虚塞空。

方药：侯氏黑散（《金匮要略》）。

桂枝 10g　细辛 3g　牡蛎 15g　桔梗 10g　菊花 15g　川芎 10g　当归 10g　防风 10g　茯苓 15g　人参 10g　白术 10g　干姜 10g　黄芩 10g　矾石 3g（另包兑服）

（四）络脉空虚，营卫不调

主症：肩臂冷痛，濡酸麻木。

治法：调和营卫，气血双补。

方药：黄芪桂枝五物汤，方见“中风”。

加减法：牵及左侧痛者，加当归 10g；

牵及下肢痛者，加牛膝 6g，木瓜 10g，虎骨 30g，附片 15g。

〔按〕

是证本属久病慢性，其来也渐，其去也迟。治疗当中，难免效果不显，如求速效，换方换药太快，每每难于收功。一经辨证明确，所用之方宜缓，宜多服数剂，乃见效果。除用药外，可以配合针灸法治疗，效果更佳。